Thomas Wesselhöft

Yoga und

Augentraining

– für mehr Durchblick im Leben

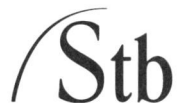

© 2008 Schirner Verlag, Darmstadt

Alle Rechte der Verbreitung, auch durch Funk, Fernsehen und sonstige Kommunikationsmittel, fotomechanische oder vertonte Wiedergabe sowie des auszugsweisen Nachdrucks vorbehalten.

ISBN 978-3-89767-613-8

1. Auflage 2008

Umschlaggestaltung: Murat Karaçay

Redaktion: Katja Hiller, Heike Wietelmann

Satz: Katja Hiller

Fotografien: Rosana Wesselhöft

Herstellung: Reyhani Druck und Verlag, Darmstadt

www.schirner.com

Inhalt

Dank für weibliche Augen und Inspirationen

Ich danke meiner Frau Rosana für ihre tatkräftige Mitarbeit an diesem Buch. Sie hat ihre Augen immer offen gehalten und auf jede Zeile ein Auge geworfen. Durch ihre intuitiven Ideen fand sie neue Blickwinkel und dennoch hat sie niemals unser Ziel aus den Augen verloren.

Hinweis

Es sei ausdrücklich darauf hingewiesen, dass weder das vorgelegte Gesamtkonzept dieses Buches noch Einzelbereiche bzw. vorgestellte Methoden eine regelmäßige ärztliche Betreuung und medizinische Behandlung ersetzen können oder wollen.

Vorwort – einen Augenblick mal!

Wir wünschen uns immer eine klare Sicht und möchten Personen und Objekte gerne deutlich und scharf sehen. Doch für viele Menschen sieht die Realität anders, nämlich mehr oder weniger verschwommen aus. »Meine Augen werden mit den Jahren immer schlechter, aber das ist doch normal und eher der Lauf der Zeit.« – »Ab dem 40. Lebensjahr lässt das Sehvermögen eben nach.« – »Wenn ich nicht richtig sehen kann, dann brauche ich eine Brille, sonst werden meine Augen immer schlechter.« Solche oder ähnliche Aussagen höre ich immer wieder am Beginn vieler meiner Beratungen und Seminare über Augenprobleme und Fehlsichtigkeit. Manche Menschen witzeln dabei auch gerne herum: »Meine Arme sind einfach zu kurz, um einen Text auf dem Abstand zu halten, bei dem ich ihn noch richtig lesen kann. Aber mit zunehmendem Alter ist das nun mal so.«

Die Zahl der Brillenträger in Deutschland hat sich in den letzten fünfzig Jahren tatsächlich mehr als verdreifacht! 36 Prozent aller Bundesbürger brauchen ab dem Jugendalter ständig und 27 Prozent gelegentlich eine Brille. Besonders die zunehmende Arbeit an Computerbildschirmen führt zu einer starken Belastung der Augen. Berufliche oder private Überforderung und Stress legen sich für viele Menschen wie ein Schleier über ihre Augen. Die Sicht wird unscharf, und die Umgebung erscheint somit verschwommen. Die Augen beginnen zu brennen, sie werden gerieben oder zusammengekniffen. Zusätzlich wird die Stirn in Falten gelegt und die Nackenmuskulatur verkrampft. Doch dies ist ein erfolgloses Unterfangen, denn die Sicht wird dadurch nicht verbessert.

Es gibt aber zahlreiche und wirkungsvolle Möglichkeiten, die Sehkraft zu stärken, die Augen zu entspannen und somit eventuell auch auf eine Sehhilfe verzichten zu können. Das Auge ist kein isoliertes Organ, kein reiner Sehapparat, sondern ein Bestandteil des gesamten Körpers und der Psyche und wird vor allem von der Körperhaltung, der Ernährung und insbesondere von der Stimmung eines Menschen beeinflusst. Denken Sie nur daran, wie schnell ein Text vor Ihren Augen verschwimmt, wenn der Inhalt Sie eigentlich gar nicht interessiert. Auch eine vitalstoffarme Kost bewirkt eine Verschlechterung der Augenfunktion. Selbst ein Stimmungswandel führt direkt zu einer kurzfristigen Veränderung des Sehvermögens.

Angeregt durch meine langjährige Tätigkeit als Yogalehrer und meine intensiven Erfahrungen als Augentrainer, habe ich ein System entwickelt, welches die positiven Auswirkungen beider Lehren miteinander verbindet. Durch diese besondere Kombination werden sowohl die Wirbelsäule, das Nervensystem, die inneren Organe als auch die Augen und die Sehkraft ganzheitlich angeregt und verbessert.

Insbesondere Yoga mit seiner positiven Wirkung auf Körper, Geist und Seele ist ein hervorragender Weg, wie man heilend auf die Augen und die Sehfähigkeit einwirken kann und so die Welt entspannter wahrnimmt. In Verbindung mit den Übungen aus dem Augentraining hat man somit die Möglichkeit, auf die Sehschärfe Einfluss zu nehmen und einer Verschlechterung der Augen entgegenzuwirken. So wie man durch Yoga einen entspannten, aufrechten Rücken erhalten kann, wird es Ihnen möglich sein, mithilfe der Augenübungen den Griff zur Sehhilfe hinauszuzögern.

Entgegen der allgemein verbreiteten Auffassung, man könne gegen eine Schwächung der Augen mit zunehmendem Alter nichts unternehmen, werden Sie also durch die beschriebenen Übungen und zusätzlichen Tipps in der Lage sein, Ihre Sehkraft zu erhalten und auch zu verbessern. Sie sind es nur nicht gewohnt, die Augen in ihrer Funktion zu unterstützen, weil die Wirkungen des Augentrainings kaum bekannt sind. Ein Großteil unserer Mitmenschen trägt eine Brille oder Kontaktlinsen. So scheint es normal zu sein, dass man bei einer Fehlsichtigkeit ebenso eine Sehhilfe benötigt. Aber es ist wirklich nicht normal, dass sich so viele Menschen mit einer Brille zufriedengeben.

Wenn man die Augen über Jahre hinweg vernachlässigt, nicht trainiert oder entspannt, kann man sicher keine sofortigen Wunder erwarten. Durch die Übungen in diesem Buch können Sie den Prozess der Augenverschlechterung stoppen und langfristig Ihre Sicht verbessern. Meiner Erfahrung nach stellen sich erste Resultate häufig schnell ein. Die Augenmuskeln lassen sich genauso trainieren wie jeder beliebige Körpermuskel. Dadurch kann jede Form von Sehschwäche dauerhaft verbessert werden, und Sie erreichen einen neuen Scharfblick in Ihrem Leben. Bald können Sie wieder sagen: »Ich sehe was, was du nicht siehst!«, und haben dann endlich wieder den klaren Durchblick!

Die Funktion des Auges

Das menschliche Auge ist ein Wunderwerk aus Millionen von miteinander vernetzten Nervenzellen und hoch differenzierten Einzelteilen des Sehapparats. Die Nervenverbindungen für das Sehen entwickeln sich beim Menschen in den ersten fünf Lebensjahren. Verbindungen, die bis zu diesem Zeitpunkt, beispielsweise durch Fehlsichtigkeit, nicht zustande gekommen sind, können aus medizinischer Sicht nicht mehr hergestellt werden. Deshalb ist die Förderung des optimalen Sehens besonders bei Kleinkindern schon sehr wichtig. Einige der beschriebenen Augenübungen können auch von Kleinkindern ausgeführt werden, und sie können dabei sogar viel Spaß haben.

Die Funktion des Auges ist so komplex, dass allein die Umwandlung von Lichtreizen auf der Netzhaut zu einem vollständigen Bild im Gehirn an ein wahres Wunder grenzt.

Vom einfachen Lichtimpuls bis zum eigentlichen Sehvorgang sind viele große und kleine Hindernisse zu überwinden. Beispielsweise haben die Krümmung der Hornhaut und die Form der Linse einen Einfluss auf den Weg der Lichtstrahlen. Da uns – im wahrsten Sinne des Wortes – im Geist ein Licht aufgeht, hat auch das Gehirn einen bedeutenden Anteil an der

Sehleistung. Wenn die Nervenimpulse, die durch Lichtstrahlen ausgelöst werden, dann wirklich das Gehirn erreichen, haben sie einen langen Weg hinter sich. Die Lichtpartikel durchwandern den Sehapparat des Auges, beispielsweise die Hornhaut oder die Linse, um sich am Ende zu einem Bild im Bewusstsein zu verwandeln. Man sieht also nicht nur mit den Augen, sondern vor allem die entsprechenden Teile des Gehirns sind maßgeblich an der Wahrnehmung beteiligt. Dieser Vorgang läuft nicht immer vollkommen bewusst ab. Des Öfteren geschieht es, dass man etwas sieht, es aber nicht bewusst wahrnimmt. Wird man dann gefragt: »Hast du das nicht gesehen?«, verneint man die Frage, obwohl das Auge das Objekt erfasst hat. Man sieht häufig nur das, was man sehen will. Im 9. Kapitel dieses Buches können Sie mehr über die psychischen Zusammenhänge des Sehens erfahren (siehe S. 133).

Die äußere Reise des Lichts

Das Licht tritt durch die Hornhaut ins Auge. Dabei werden die Lichtstrahlen gebrochen. Wenn die Hornhaut verkrümmt ist, können Sehfehler entstehen. Diese können Sie mit den im Anschluss beschriebenen Übungen gut ausgleichen.

In der Tränendrüse wird die Tränenflüssigkeit gebildet, die dafür sorgt, dass das Auge nicht austrocknet und eingedrungene Bakterien abgetötet werden. Wenn das Auge zu trocken wird, beispielsweise durch lange Bildschirmarbeit, Luft aus Klimaanlagen oder Heizungsluft, kann es schnell zu Sehstörungen und Konzentrationsproblemen kommen.

Von der Hornhaut wandert das Licht weiter zur Augenlinse, die durch die sogenannten Ziliarmuskeln in ihrer Form verändert werden kann. Wenn man diese Muskeln anspannt, stellt sich die Linse auf Nahsicht ein. Entspannen sich die Muskelfasern, nimmt man Dinge in der Ferne wahr. Auf diese Weise reagiert das Auge, um sich auf unterschiedliche Entfernungen einzustellen. Der Vorgang wird als Akkomodation bezeichnet.

Die Pupille reguliert die Menge des Lichts, die auf die Netzhaut fällt. Sie ist umgeben von der Iris, der sogenannten Regenbogenhaut. Bei geöffneter Iris erweitert sich die Pupille, bei geschlossener Iris verengt sie sich. Im geöffneten Zustand lässt die Pupille siebzehnmal so viel Licht ins Auge fallen wie im verengten Zustand, der sich bei starker Helligkeit einstellt. Durch die Verengung treffen die Lichtstrahlen zum größten Teil gebündelt auf die Sehgrube, die sogenannte Fovea centralis. In diesem Bereich der Netzhaut befindet sich eine besonders hohe Anzahl von

Sehzellen. Je mehr Licht also direkt in die Sehgrube fällt, desto schärfer ist die Sicht. Dies erklärt auch das Phänomen, warum Menschen mit einer Fehlsichtigkeit bei hellem Licht besser sehen als bei Dämmerung oder schwacher Beleuchtung. Beim Augentraining nennt man diesen Zustand auch zentriertes Sehen.

Zwischen der Linse und dem hinteren Teil des Auges liegt der weiß erscheinende Glaskörper. Die sechs äußeren Augenmuskeln bewegen ihn nach oben, unten, zu beiden Seiten und verändern seine Form. Wird der Glaskörper durch eine ständige Anspannung der Augenmuskeln in die Länge gezogen, dann fallen die gebündelten Lichtstrahlen vor die Netzhaut. Dies kann ein Grund für Kurzsichtigkeit sein. Sind die Augenmuskeln zu wenig angespannt, so erhält der Glaskörper eine zu runde Form, und die gebündelten Lichtstrahlen fallen hinter die Netzhaut. Dieser Zustand führt unter anderem zur Weitsichtigkeit. Es wird ersichtlich, dass ein Training der äußeren Augenmuskeln zu einer Verbesserung der Sehschärfe führt.

Die Lichtstrahlen fallen auf die Netzhaut. Auf ihr liegen die Nervenzellen für das Hell- und Dunkel-Sehen, die Stäbchen, und die Nervenzellen für die Farbwahrnehmung, die Zapfen. Damit das Licht in einen Nervenimpuls umgewandelt werden kann, befindet sich im Bereich der Netzhaut der sogenannte Sehpurpur. Diese chemische Substanz leitet den Lichtreiz zu den jeweiligen Nervenzellen weiter. Für diesen Vorgang benötigt sie besonders viel Vitamin A. Nachdem das Licht die Netzhaut erreicht hat, setzt es seinen Weg über den Sehnerv fort.

Die innere Reise des Lichts

Im Sehnerv, der im hinteren Teil des Auges liegt, sammeln sich sämtliche Nervenimpulse der Stäbchen- und Zapfenzellen. Er leitet diese Reize an das Sehzentrum im Gehirn weiter, wo dann letztlich das Bild eines Gegenstandes erzeugt wird.

Das Phänomenale an dieser Leistung ist die Verbindung der beiden Augenbilder zu einem kompletten, dreidimensionalen Bild. Jedes Auge liefert jeweils ein Bild von einem Objekt, sodass man einen Gegenstand eigentlich immer doppelt sehen müsste. Das Gehirn ist aber in der Lage, die Informationen, die über den jeweiligen Sehnerv der beiden Augen zu ihm gelangen, zu einem Bild zusammenzusetzen. Diese Leistung des Gehirns wird als Fusion bezeichnet.

Wie viel und was man nach dieser Reise des Lichts bis zum Sehzentrum im Gehirn wirklich wahrnimmt, ist natürlich noch von einigen anderen Faktoren abhängig. Welche Dinge man sieht oder nicht sieht, hängt vor allem von den persönlichen Interessen ab. Will man sich beispielsweise ein neues Auto kaufen, dann sieht man plötzlich fast nur noch die Automarke, für die man sich im Laufe der Zeit entschieden hat. Genauso nehmen schwangere Frauen häufig überall werdende Mütter wahr. Ein anderes Phänomen in dieser Richtung ist die Schilderung eines Unfalls, der von mehreren Personen beobachtet wurde. Obwohl alle Beteiligten ungefähr denselben Hergang gesehen haben müssten, sind die jeweiligen Schilderungen von diesem Unfallgeschehen meistens enorm unterschiedlich, wenn nicht gar widersprüchlich.

Wie weit der Charakter, die Stimmung und die körperliche Verfassung eines Menschen das Sehen zusätzlich beeinflussen, erfahren Sie im 9. Kapitel dieses Buches (siehe S. 133).

Die Funktion des Auges ist abhängig von der Beschaffenheit des optischen Sehapparates. Das Sehen als ein ganzheitlicher Prozess wird besonders von den individuellen Interessen beeinflusst. Ein Künstler nimmt zuerst die Bilder in einem Raum wahr, ein Blumenfreund die Pflanzen und ein Innenarchitekt die optische Harmonie eines Raumes usw. Ob man etwas mit Argusaugen betrachtet oder mit dem Blick lieber in die Ferne schweift, ist die persönliche Art und Weise, die Welt wahrzunehmen.

Die Augen funktionieren am besten, wenn sie sich ständig bewegen. Sobald man lange auf einen Punkt starrt, erschöpfen sich die Sehzellen sehr schnell, und die Sicht verschwimmt. Ununterbrochenes Starren in eine Richtung, zum Beispiel beim Autofahren oder der Arbeit am Bildschirm, fixiert den Blick. Dieses ungesunde Sehverhalten ist eine der häufigsten Ursachen für ein fehlerhaftes und eingeschränktes Sehen.

Die Yoga- und Augenübungen in diesem Buch bringen wieder Leben und Bewegung in Ihren Körper und Ihr Gemüt. Die Verbesserung Ihres Sehvermögens ist immer auch verbunden mit einer Beeinflussung Ihrer gesamten persönlichen Verfassung. Wenn Sie einen anderen Blickwinkel einnehmen, können Sie auch eine starre, innere Einstellung relativieren. Die Reise des Lichts durch den Sehapparat ist ebenso eine Reise zum Bewusstsein. Das Licht bleibt stets dasselbe, doch das Abbild kann sich immer wieder verändern.

Die Wirkung des Augentrainings

Sport und Fitnessübungen sind gut für den Körper, und ein mentales Training erhält das Gehirn leistungsfähig. Auch die Augen bleiben durch ein spezielles Übungsprogramm länger fit. Die Sehqualität lässt sich mit den beschriebenen Übungen erhalten, meist sogar verbessern.

Warum verschlechtert sich überhaupt unsere Sehkraft?

Die meisten Menschen sehen mit zunehmendem Alter schlechter. Wenn man jahrelang ein und dieselbe Arbeit verrichtet, beispielsweise am Computer, verspannen sich die Muskeln, welche die Augen bewegen. Das moderne Leben mit viel Kunstlicht, UV-Strahlung, dauerhafter Fehlernährung und intensivem Stress verschlechtert die Funktion der Augen. Körperliche Belastungen – besonders die Fehlhaltung der Wirbelsäule – und seelische Anspannungen führen zu Einschränkungen der Sehkraft. Bei vielen Menschen beginnen die Augenmuskeln zudem schon ab dem 40. Lebensjahr zu erschlaffen, die sogenannte Altersweitsichtigkeit setzt ein. So geraten viele Menschen auf die eine oder andere Weise in »Sehnot«.

Mit einer Brille oder mit Kontaktlinsen kann man natürlich sofort wieder besser sehen, doch dieser Zustand ist äußerst trügerisch. Eine Sehhilfe entlastet zwar die Augen, doch die Fähigkeit aus eigener Kraft von Nah- auf Fernsicht umzustellen beziehungsweise Dinge scharf zu sehen wird zunehmend eingeschränkt. Eine Folge kann dann sein, dass man im Laufe seines Lebens meist immer stärkere Brillengläser brauchen.

Mit dieser Misere beschäftigte sich bereits der Begründer des Augentrainings, der bekannte amerikanische Augenarzt Dr. William Horatio Bates. In den 1920er-Jahren entwickelte er die Grundprinzipien des Augentrainings.

Bereits Hunderttausende Menschen auf der ganzen Welt trainieren ihr Sehvermögen und ihre Gesundheit nach der Bates-Methode. Durch die Verbindung mit Yogaübungen habe ich das reguläre Augentraining verfeinert.

Wie wirkt Augentraining überhaupt?

Egal ob Ihre Sehkraft gut oder schlecht ist, die Übungen des Augentrainings sind auf jeden Fall äußerst sinnvoll. Dabei spielt es keine Rolle, ob Sie kurz- oder weitsichtig sind. Mit den Augenübungen können Sie Ihre momentane Sehleistung erhalten. Mit ein wenig

Willenskraft und Durchhaltevermögen lässt sich die Sehkraft unter Umständen sogar noch steigern.

Augentraining bewirkt unter anderem

- die Entspannung der Muskeln an der Augenlinse,
- einen Ausgleich des Starrens, beispielsweise bei der Bildschirmarbeit,
- dass sich das Auge besser auf unterschiedliche Entfernungen einstellen kann (Akkomodation),
- dass die äußeren Augenmuskeln entspannt und gestärkt werden,
- dass sich die Form des Glaskörpers verändert (Einfluss auf Kurz- und Weitsichtigkeit),
- dass die Sinneszellen der Netzhaut angeregt werden,
- dass beide Gehirnhälften aktiviert werden bzw. die Fusion der Augenbilder verbessert wird,
- dass sich die Vorstellungskraft verbessert,
- dass Sie kreativer werden,
- dass Sie Ihre Gefühle deutlicher wahrnehmen,
- dass Sie sich von emotionalen Blockaden lösen,
- dass Sie konzentrierter sind und Ihre Umwelt intensiver wahrnehmen,
- dass Sie Ihren persönlichen Blickwinkel verändern.

Bei einem regelmäßigem Training – circa 15 Minuten am Tag – werden Sie schnell positive Veränderungen wahrnehmen. Entscheidend ist, dass Sie Spaß bei den Übungen haben und sich keinem Erfolgsdruck aussetzen. Auch hier gilt: Weniger ist oft mehr!

Wünschenswert wäre es, dass Sie zusätzlich einige Augen- und Yogaübungen in Ihren Alltag einbauen. Genauso wie das Zähneputzen zu einem täglichen Ritual geworden ist, können Sie einige der Übungen ganz leicht in Ihren Alltag einfließen lassen.

Verändern Sie beispielsweise bei längerem Sitzen immer wieder Ihre Haltung. Rollen Sie mit den Augen, wenn Sie an der Kasse im Supermarkt warten oder an der roten Ampel stehen. Lassen Sie während der Arbeit hin und wieder Ihren Blick in die Ferne schweifen, oder suchen Sie sich eine grüne Pflanze, um dort Entspannung für Ihre Augen zu finden. Wenn Sie sich zu Hause gemütlich auf dem Sofa entspannen, dann lassen Sie Ihren Blick einfach umherwandern, oder zeichnen Sie mit den Augen Ihre Wohnzimmereinrichtung nach.

Benutzen Sie so oft wie möglich das »Palmieren«, denn durch diese zusätzliche Entspannung der Augen können Sie noch bessere Resultate erlangen. Eine Erläuterung dieser Übung finden Sie im 5. Kapitel diese Buches (siehe S. 37). Trainieren Sie also regelmäßig und am besten überall. Fangen Sie einfach gleich mit den Übungen an, und geben Sie Ihren Augen eine echte Chance. Sie können dabei nur gewinnen und werden nichts mehr »aus den Augen verlieren«!

Der Ursprung und die Wirkungen von Yoga

Yoga ist eines der ältesten überlieferten Übungssysteme für eine ganzheitliche Entwicklung des Menschen. Das Wort »Yoga« stammt aus der indischen Gelehrtensprache Sanskrit und wurde aus dem Begriff »Yui« abgeleitet. Ins Deutsche übersetzt bedeutet dieses Wort etwa »verbinden, anbinden, anjochen«. Yoga verbindet also unsere zwei verschiedenen Wesensteile miteinander, das endliche und das unendliche Sein. Philosophisch gesehen meint es den Kontakt zwischen unserem irdischen und unserem göttlichen Selbst. Yoga unterstützt uns im praktischen Leben auf dem Weg zur Selbsterkenntnis und Selbstverwirklichung und erinnert uns an das Wesentliche im Leben. Während der Körper endlich ist, stirbt unsere Seele – der göttliche Teil – nicht.

Die Weisheit des Yoga wurde zuerst in den Veden, den ältesten Büchern Indiens und heiligen Schriften des Hinduismus, niedergeschrieben. Die Blütezeit der vedischen Kultur lag etwa in den Jahren 3000 bis 2000 v. Chr. Ihr Verbreitungsgebiet reichte im Osten bis in den Iran, in nördlicher Richtung bis nach Turkistan, im Westen bis zum Ganges und in südlicher Richtung etwa bis zum heutigen Bombay.

Um Yoga wirklich zu verstehen, sollte man sich mit der östlichen Philosophie auseinandersetzen. Sie befasst sich nicht mit dem abstrakten Denken über die Wirklichkeit, sondern mit direkten persönlichen Erfahrungen. Der Mensch muss nicht an Gott glauben, sondern er kann ihn in sich selbst erfahren. Auf diese Weise dient Yoga als Basis und Quelle für das innere Wachstum. Die Erkenntnis der Wahrheit entsteht nicht durch reines Denken, sondern im persönlichen Erleben des unendlichen Selbst.

Ein zentrales Thema auf dem Weg zur yogischen Selbsterkenntnis ist das Gesetz des Karmas, welches die Beziehung von Ursache und Wirkung beschreibt. Danach erzeugt alles, was man tut, eine entsprechende Reaktion: Strahlt man Liebe aus, so erhält man auch Liebe zurück. Denkt man negativ über andere Menschen und geht dementsprechend mit ihnen um, so wird man auch schlecht behandelt. Man erntet, was man sät. Nach dem Gesetz des Karmas ist man für sein Denken und Handeln verantwortlich. Wenn man durch Yogaübungen seinen Körper trainiert, verbessert man auch seine Gesundheit und die allgemeine Einstellung zum Leben. Regelmäßige Meditation führt zu einem entspannten Umgang mit sich selbst und seinen Mitmenschen. Auf diese Weise berücksichtigt Yoga das Gesetz des Karmas. Je besser man sich fühlt und verhält, desto weniger negatives Karma lädt man auf sich.

Das Ziel des Yoga ist es, innere Werte, wie beispielsweise Gewaltlosigkeit oder Wahrhaftigkeit, zu finden und nach diesen zu leben. Dies führt zur Entfaltung des höheren Selbst. Man kann mehr sein und erreichen, als man es in seiner alltäglichen Routine für möglich hält. Yoga erinnert uns immer wieder an unsere wahre Identität und unsere verborgenen Möglichkeiten. Es gibt uns Raum und Zeit für tiefes Erleben. Dabei will Yoga keine Abkehr von der Welt sein, sondern ein praktischer Weg zu mehr Gesundheit, Lebensfreude und Bewusstsein. Man beschreitet ihn durch Körperübungen, Atemführung, Meditation und eine yogische Lebensweise. Yoga will keine Religion oder Weltanschauung sein, sondern eine auf Verstand und Vernunft aufgebaute Methode, die auf Harmonie und Ruhe basiert. In der Ruhe findet man die Stille. Sie erzeugt schließlich eine tiefe Verbindung zu der Seele.

Allgemeine Wirkungen des Yogas

Im Yoga arbeitet man an der Verbindung von Körper, Geist und Seele. Jede Yogaübung beeinflusst diese drei Aspekte. Aus diesem Grund spürt man die Wirkungen immer in ihrer Gesamtheit. Wenn beispielsweise eine Übung auf die Wirbelsäule wirkt, so stimuliert sie gleichzeitig das Nervensystem. Durch ein verbessertes körperliches Wohlbefinden gewinnt man mehr Lebensenergie und ein positives Lebensgefühl.

Yoga bewirkt im Körper

- dass sich Ihre Muskulatur dehnt, kräftigt und lockert,
- dass sich Ihre Wirbelsäule aufrichtet und sich die Körperhaltung verbessert,
- dass sich Ablagerungen an Gelenken und Muskeln lösen,
- eine Stärkung des Nerven- und Drüsensystems,
- eine Stabilisierung des Blutkreislaufs beziehungsweise der Blutbildung und Intensivierung der Organdurchblutung,
- eine Kräftigung des Herzmuskels,
- dass das Blut dünnflüssiger wird,
- eine Aktivierung der Verdauungsorgane,
- dass sich die Atmung verbessert,
- eine Anregung der Entgiftungsleistung von Leber, Lunge, Nieren und Haut und dass Sie Giftstoffe schneller ausscheiden,
- eine Stärkung der Abwehrkräfte,
- dass sich Gleichgewichtssinn und Körperbewusstsein verbessern.

Yoga bewirkt für den Geist

- dass sich nervöse Muskelverspannungen lösen,
- dass Stress schneller abgebaut wird,
- dass Sie schlechte Gewohnheiten und Süchte aufgeben,
- dass sich die Ausdauer erhöht,
- dass Sie sich besser durchsetzen können,
- dass sich die Konzentrationsfähigkeit und die Leistung Ihres Gedächtnisses steigern,
- dass Sie klarer denken,
- dass sich die Aktivitäten in der rechten und der linken Gehirnhälfte im Gleichgewicht befinden.

Yoga bewirkt für die Seele

- dass Sie eine innere Ruhe und heitere Gelassenheit erfahren,
- dass sich Ihre Ängste mindern,
- dass Sie mehr Vertrauen in Ihre eigenen Kräfte und Fähigkeiten erlangen,
- dass Sie auf wechselnde Lebenslagen flexibler reagieren können,
- dass Sie kreativer sind,
- dass Sie Gefühle intensiver erfahren,
- dass sich Ihr Selbstvertrauen und Ihre Selbstachtung steigern.

Grundlagen für die Praxis

Die Kombination von Yoga und Augentraining kann schnell zu einem spürbaren Erfolg für Ihre Augen beziehungsweise Ihre Sehschärfe führen. Die Übungen sind leicht auszuführen und so gewählt, dass sie jederzeit ohne große Vorbereitung oder Vorkenntnisse ausgeführt werden können. Sie benötigen nur Spaß beim Üben.

Es gibt allerdings einige Grundlagen, die für den Ablauf Ihres persönlichen Trainingsprogramms wichtig sind.

Die Haltung

Die meisten Übungen können im Sitzen durchgeführt werden. Dabei können Sie sich auf einen Stuhl oder auf den Boden setzen.

Stuhl

Rutschen Sie mit dem Gesäß an den vorderen Bereich des Stuhls, und halten Sie mit Ihren Füßen während der Übungen immer ausreichend Bodenkontakt. So sind Ihre Bandscheiben optimal positioniert. Achten Sie darauf, dass Ihr Becken leicht nach vorn gekippt ist. Halten Sie dabei Ihren Rücken und Nacken gerade. Die Arme und Hände liegen locker auf den Oberschenkeln. Zu Beginn der Übungen kann diese aufrechte Haltung eventuell als ungewohnt, anstrengend und manchmal sogar etwas unangenehm empfunden werden. Nach einiger Zeit des Übens werden Sie aber großen Gefallen daran finden, und Ihre Wirbelsäule wird es Ihnen danken.

Boden

Setzen Sie sich im »Schneidersitz« auf den Boden. Ihre Füße liegen dabei unter den Oberschenkeln. Legen Sie sich ein flaches Kissen unter den hinteren Teil des Gesäßes. So sinken die Knie weiter zum Boden, das Becken kippt weiter nach vorn und die Wirbelsäule richtet sich spürbar auf. Ihre Arme sind ausgestreckt, die Hände ruhen auf den Knien, und Ihr Oberkörper ist locker und entspannt. Zur Entspannung des Nackens ziehen Sie Ihr Kinn leicht zur die Brust.

Die Atmung

Viele Menschen atmen zu flach und paradox. Besonders Frauen lernen in ihrer Erziehung: Bauch rein und Brust raus. In dieser Haltung richtig zu atmen ist fast unmöglich. Beim normalen Atemvorgang atmet man durch die Nase ein und auch aus. Die Wirbelsäule muss aufrecht sein, damit die Luft optimal fließen kann. Ebenso wichtig ist es, immer vollständig auszuatmen. Wenn man Luft holt, senkt sich das Zwerchfell nach unten, die Lungen öffnen sich und dehnen sich aus. Der Unterleib und die Bauchdecke wölben sich nach vorn. Danach dehnt sich der Brustkorb aus. Beim Ausatmen wird der Bauch eingezogen, das Zwerchfell gleitet nach oben, die Lungen werden leicht zusammengepresst, und der Brustkorb senkt sich wieder.

Durch falsche Gewohnheit oder in Stresssituationen kann sich der Atemvorgang verändern. Häufig atmet man dann oberflächlich, das heißt, man atmet hauptsächlich in den oberen Teil des Brustkorbs, ohne die Bauchatmung zu benutzen. Der ungünstigste Fall liegt vor, wenn Sie beim Luftholen den Bauch einziehen und sich die Lungen nicht mehr vollständig ausdehnen können. So behindert man eine optimale Sauerstoffversorgung des Körpers.

Der lange, tiefe Atem

Legen Sie sich entspannt auf den Rücken. Nehmen Sie ein mittelschweres Buch, und legen Sie es auf Ihren Bauch. Atmen Sie anschließend lang und tief ein, und bewegen Sie mit Ihrer Bauchdecke das Buch nach oben. Danach lassen Sie ganz langsam Luft in den Brustkorb einströmen. Beim Ausatmen sinkt das Buch wieder zurück, und der Brustkorb entspannt sich. Wie lange Sie sich mit dem Ein- und Ausatmen Zeit lassen, hängt von Ihrer Konstitution ab; auf jeden Fall sollten beide Vorgänge gleich viel Zeit in Anspruch nehmen.

Üben Sie diesen Vorgang für einige Minuten. Bleiben Sie dabei locker und entspannt, und achten Sie darauf, dass Sie sich nicht verkrampfen. So erlernen Sie relativ schnell, lang und tief zu atmen. Im Alltag werden Sie später ganz von selbst die korrekte Bauchatmung anwenden. Der lange, tiefe Atem unterstützt Sie bei den Yoga- und den Augenübungen und verstärkt zudem deren positive Wirkungen.

Das Üben

Die wichtigsten Grundsätze beim Yoga und beim Augentraining sind: »Es wirkt am besten, wenn es Spaß macht!«, und: »Weniger ist oft mehr!« Beachten Sie immer folgende Hinweise:

Machen Sie die speziellen Augenübungen nicht sofort nach dem Aufstehen, denn auch Ihre Augen müssen erst wach werden.

Hören Sie mit einer Übung auf, wenn Sie spüren, dass Sie Ihre Augen überanstrengen. Achten Sie auf Ihr Körpergefühl, und beenden Sie die Übungen beim Auftreten von Schmerzen.

Führen Sie die Übungen mit Spaß und Freude durch. Sie können dabei auch entspannende Musik hören. Lachen und Seufzen ist ausdrücklich erlaubt!

Schließen Sie Ihre Augen bei den Yogaübungen. Das verbessert Ihre Körperwahrnehmung. Jede Übung dauert zwischen ein und drei Minuten. Dies ist von Ihren individuellen Möglichkeiten abhängig. Entspannen Sie sich zwischen jeder Übung mit der Grundübung »Palmieren«.

Sie können beim Yoga und beim Augentraining viel erreichen, aber vergessen Sie jede Art von Leistungsdenken.

Die Grundübungen

Kamelritt

Setzen Sie sich auf einen Stuhl oder mit gekreuzten Beinen auf den Boden.

Legen Sie Ihre Hände locker auf die Oberschenkel. Während Sie einatmen, biegen Sie die Wirbelsäule nach vorn, und die Brust hebt sich. Beim Ausatmen bewegen Sie die Wirbelsäule nach hinten, und die Brust wird leicht eingedrückt.

Der Kopf bleibt während der gesamten Übung gerade und aufrecht. Nach einiger Zeit des Übens

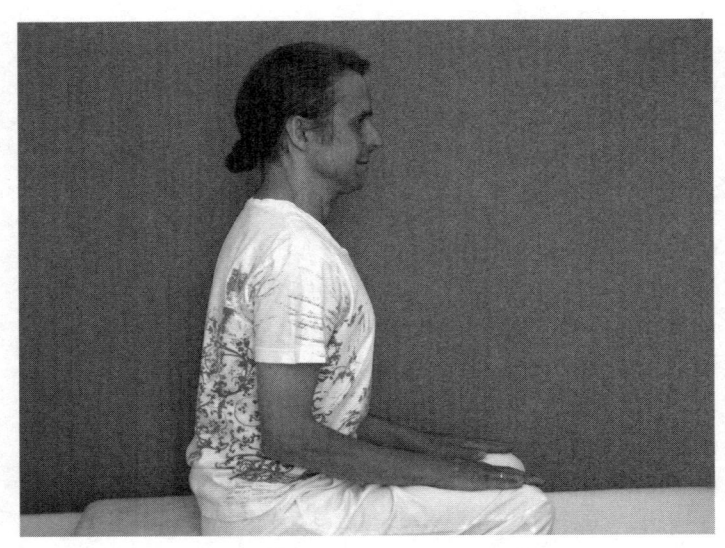

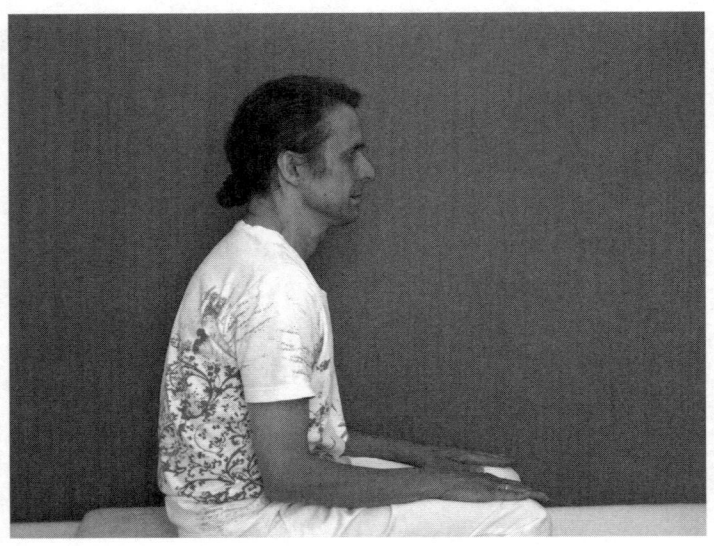

können Sie die Bewegung und die Atmung etwas beschleunigen. Am Ende der Übung strecken Sie sich beim Luftholen noch einmal ganz nach vorn. Halten Sie kurz den Atem ein, und spüren Sie die Energie in Ihrem Körper. Atmen Sie dann vollständig aus, nehmen Sie eine entspannte Position ein, und genießen Sie die Wirkung dieser energetisierenden Übung.

Diese Yogaübung finden Sie am Beginn jeder Übungsreihe im 6. Kapitel. Sie ist leicht auszuführen, lockert auf einfache Weise die gesamte Wirbelsäule und den Schultergürtel und kräftigt zudem die Rücken- und Nackenmuskulatur. Durch eine aufrechtere Haltung und besonders durch die Stärkung der Nackenmuskulatur können die Durchblutung und die Funktion der Augen entscheidend verbessert werden.

Palmieren

Diese Übung können Sie im Sitzen oder auch im Stehen ausführen.

Reiben Sie Ihre Hände aneinander, bis sie sich warm anfühlen. Danach legen Sie Ihre Handflächen locker über Ihre geschlossenen Augen. Wenn es möglich ist, stützen Sie dabei Ihre Ellenbogen auf einen Tisch. Dadurch entspannt sich zusätzlich noch der Nacken. Genießen Sie den Moment der Ruhe. Lassen Sie Ihre Gedanken für einen Moment los, und spüren Sie, wie sich Ihre Augen über die Entspannung freuen.

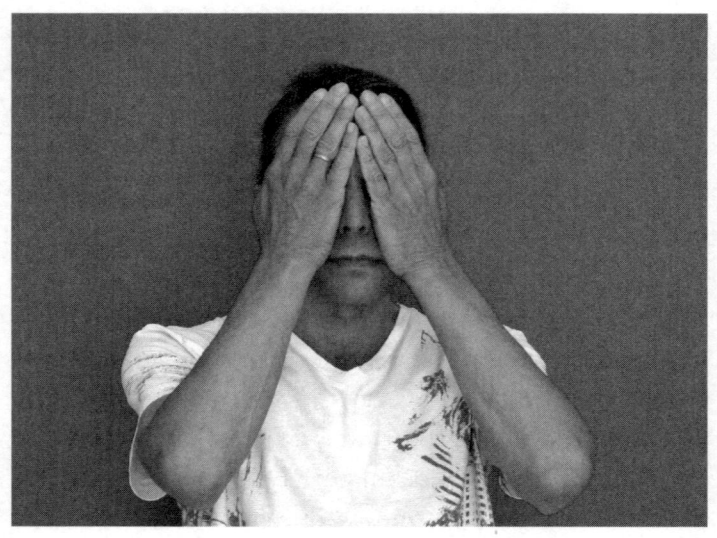

Nach ungefähr einer Minute öffnen Sie langsam die Augen und schauen dann zuerst durch Ihre Finger hindurch. Danach nehmen Sie die Hände von den Augen. Auf diese Weise gewöhnen sich Ihre Augen wieder langsam an das Licht.

Das »Palmieren« ist eine Grundübung des Augentrainings. Es entspannt die Augenmuskeln optimal und verbessert die Durchblutung der Augen. So wenden Sie Ihre Konzentration nach innen. Durch die Abschirmung gegenüber äußeren Reizen entspannen sich Ihre Gedanken augenblicklich, und Sie werden innerlich viel ruhiger. Immer, wenn Ihre Augen überanstrengt sind oder Sie sich gestresst fühlen, können

Sie diese Übung ausführen. Denken Sie beispielsweise: »Ich kann das alles nicht mehr sehen«, dann ist diese Übung genau richtig für Sie. »Palmieren« Sie auf jeden Fall immer zwischen den einzelnen Übungen des Augentrainings und am Ende einer Übungsreihe.

Entspannung

Das Gehirn verarbeitet ständig Eindrücke aus der Umwelt und veranlasst uns zu entsprechenden Reaktionen. Die Augen sind das Organ, mit dem man diese Reize aufnimmt. Auch Dinge werden wahrgenommen, die man mit dem Bewusstsein überhaupt nicht registrieren kann. Jeden Tag wird jeder Mensch von visuellen Reizen überflutet. Man arbeitet am PC, fährt Auto, schreibt SMS, sieht fern und liest. Die Augen haben dabei wenig Ruhe, sie wandern von einer Reizquelle zur nächsten und suchen nach neuen Eindrücken. So geraten sie leicht unter Stress. Sie ermüden schnell, sind gereizt, trocknen aus, und man sieht unscharf.

Der einfachste Trick, dieser Reizüberflutung zu entgehen, ist das Schließen der Augen. Doch das ist im alltäglichen Leben nun einmal nicht immer möglich. Deshalb versuchen viele Menschen, nichts aus dem Blick zu verlieren. Der Zusammenhang zwischen

Reizüberflutung und innerer Anspannung ist bekannt. Muskelverspannungen, innere Unruhe, Schlafprobleme und häufiges »Ausgebranntsein« erscheinen vielen Menschen heutzutage als ganz normal.

Drücken Sie doch des Öfteren einmal im wahrsten Sinne des Wortes ein Auge zu, und lassen Sie weniger Informationen auf sich einwirken. Machen Sie die Augen zu, so treten äußere Reize in den Hintergrund. Das »Palmieren« verstärkt diese Wirkung. Wenn man sich nach innen wendet, wird man automatisch ruhiger, die Atmung entspannt sich, und die Augen haben Zeit, sich zu erholen. Die völlige Abschirmung gegen äußere Reize ist eine besonders wirkungsvolle Möglichkeit, den Augen etwas Gutes zu tun.

Sie können aber auch einmal Folgendes ausprobieren: Blicken Sie aus dem Fenster oder in eine Landschaft, und versuchen Sie, nichts zu sehen. Schauen Sie entspannt in den blauen Himmel. Lassen Sie den Blick einfach los, Ihre Augen werden es Ihnen danken. Zusätzlich entspannen sich dabei auch Ihre Gedanken. Ihr Bewusstsein wird frei von Reizen und äußeren Einflüssen. Diesen Zustand können Sie nahezu unbegrenzt beibehalten. Danach werden Sie klarer sehen und einen strahlenden Augenausdruck haben.

Die Entspannung der Augen und die Loslösung von einem fixierten Blick wirken bis tief in Ihr Gemüt.

Entspannte Augen sehen mehr vom Wesentlichen und sind wirklich ein Spiegel der Seele.

Augenentspannung im Yoga

Es ist zu empfehlen, dass Sie nach den Übungen eine kurze Entspannungspause einlegen. Sie kann fünf bis zehn Minuten dauern. Während dieser Ruhephase lockern sich die Muskulatur, die Wirbelsäule und besonders Ihre Augen. Außerdem wird die aktivierte Energie im Körper optimal verteilt. Die Entspannung kann in Stille stattfinden, oder Sie hören beruhigende Musik.

Legen Sie sich entspannt auf den Rücken, und decken Sie sich eventuell zu. Der Kopf liegt flach auf dem Boden. Die Augen sind geschlossen. Die Arme liegen mit nach oben weisenden Handflächen ausgestreckt direkt neben dem Körper. Die Fersen liegen aneinander, und die Füße fallen locker nach außen. Das Kinn wird leicht zur Brust gezogen, damit der Nacken gestreckt ist.

Konzentrieren Sie sich nun auf Ihre Atmung. Stellen Sie sich vor, wie Sie sich mit jedem Atemzug immer mehr und immer tiefer entspannen. Wandern Sie mit den Gedanken durch den Körper, und entspannen

Sie dabei jeden einzelnen Körperteil. Beginnen Sie bei den Fußsohlen, und gehen Sie hinauf bis zur Kopfhaut. Lassen Sie jeden Bereich bewusst los, bis Sie Ihren gesamten Körper vollkommen entspannt haben. Dabei lassen Sie auch Ihre Gedanken ruhig werden. Weil uns so viele Gedanken durch den Kopf gehen, fällt es uns häufig schwer, »abzuschalten«.

Mit ein wenig Geduld wird es Ihnen immer besser gelingen. Sie können sich beispielsweise vorstellen, dass Ihre Gedanken wie Wolken am Himmel an Ihnen vorbeiziehen und sich immer weiter von Ihnen fortbewegen. Je öfter Sie sich auf diese Weise entspannen, desto leichter und schneller werden Sie einen dauerhaften entspannten Zustand erreichen. Lassen Sie sich so viel Zeit, wie Sie brauchen, denn auch eine richtige Entspannung will gelernt sein!

Am Ende der Entspannung lösen Sie sich von allen inneren Bildern und Eindrücken. Machen Sie nacheinander folgende fünf leichte Übungen, um die Entspannung bewusst abzuschließen und wieder vollkommen wach zu werden.

Atmen Sie mehrmals tief ein und wieder aus. Dadurch regen Sie Ihren Kreislauf an. Strecken und recken Sie sich. Seufzen Sie dabei ruhig ein wenig, dies hilft Ihnen, wieder wach zu werden. Nehmen Sie die Arme über Ihren Kopf nach hinten, und dehnen Sie

Ihren gesamten Körper. Auf diese Weise reaktivieren Sie das Nervensystem. Drehen Sie Ihren Körper nach links und anschließend nach rechts. Dabei lockern Sie Ihre Wirbelsäule.

Reiben Sie jeweils die Handflächen und die Fußsohlen aneinander. So bringen Sie Ihren Kreislauf weiter in Gang und aktivieren neue Energien.

Winkeln Sie die Beine an, umgreifen Sie Ihre Unterschenkel, und rollen Sie mehrmals vorsichtig auf der Wirbelsäule vor und zurück. Diese Übung massiert die Rückenmuskulatur. Öffnen Sie danach langsam die Augen, und nehmen Sie Ihre Umgebung wieder bewusst wahr. Der Boden beziehungsweise die Unterlage sollten weich und eben sein.

Yogafitness für die Augen

Die Wirkungen von Yoga sind äußerst vielfältig. Wenn Sie die hier beschriebenen Übungen praktizieren, aktivieren Sie unterschiedliche Organe und Körperbereiche. Sie kräftigen beispielsweise die Wirbelsäule, stärken die Leber, verbessern die Konzentrationsfähigkeit und sind in der Lage, sich besser und tiefer zu entspannen.

Die Kombination gezielter Yogaübungen mit einem speziellen Augentraining kann zu einem direkten, intensiven und umfassenden Erfolg führen. Durch die Verbindung dieser beiden Techniken können sowohl Ihr allgemeiner Gesundheitszustand als auch Ihre Sehkraft intensiver gefördert werden, als wenn Sie ausschließlich das Augentraining durchführen würden.

Ein entspannter Nacken führt beispielsweise zu einer verbesserten Sehschärfe. Ein starkes Nervensystem fördert eine klare Sicht, und eine gut funktionierende Leber hat einen positiven Einfluss auf die Leistungsfähigkeit Ihrer Augen. Die Übungen des Augentrainings bewirken, dass Sie auf natürliche Weise wieder besser sehen können. Sie können bei jeder Form von Fehlsichtigkeit vom Augentraining profitieren.

Die Yoga- und auch die Augenübungen sind unkompliziert und einfach durchzuführen. Die Sitzübungen können Sie auf dem Boden oder auch auf einem Stuhl ausführen. Zur Entspannung legen Sie sich am besten auf den Boden oder auf Ihr Bett.

Die einzelnen Übungsreihen können Sie täglich wechseln. Auf diese Weise aktivieren Sie die verschiedenen Körperbereiche und bringen sich in einen positiven und ausgeglichenen Gemütszustand. Durch den permanenten Wechsel der verschiedenen Augenübungen werden alle wichtigen Funktionen der Augen aktiviert und die Sehkraft optimiert. Zusätzlich verbessert und vertieft sich die Art und Weise, wie Sie sich selbst und Ihre Umwelt wahrnehmen.

Jede Einzelübung in den nachfolgenden Übungsreihen sollten Sie jeweils ein bis drei Minuten ausführen, wenn keine andere Dauer angegeben ist. Nach jeder Übung machen Sie die Grundübung »Palmieren« (siehe S. 37), und entspannen Sie sich anschließend für einen kurzen Moment. Beenden Sie das Training jedoch sofort, wenn die Augen anfangen zu schmerzen.

Gerader Rücken – wachere Augen

Ein schöner Rücken kann entzücken, aber eine gerade und durch kräftige Muskeln gestützte Wirbelsäule lässt sogar Ihre Augen glänzen. Man ist es gewohnt, viel zu sitzen – die meisten Menschen fast den gesamten Tag. Man »hockt« am Frühstückstisch, sitzt verkrümmt im Auto oder im Bus, arbeitet im Sitzen auf unbequemen Bürostühlen und »lümmelt« sich dann am Abend auf dem Sofa herum. Die Wirbelsäule wird dabei wenig bewegt, oder sie wird in schädliche Positionen gezwungen. Die Bandscheiben werden über längere Zeit stark zusammengedrückt und sind somit großen Belastungen ausgesetzt.

Die Wirbelsäule ist verantwortlich für die Haltung des Menschen. Sie besteht aus sieben Halswirbeln, zwölf Brustwirbeln, fünf Lendenwirbeln, dem Kreuzbein und dem Steißbein. Zwischen den Wirbeln der Hals-, Brust- und Lendenwirbelsäule befindet sich jeweils eine Bandscheibe. Im Bereich des Rückens gibt es ungefähr 200 Muskeln und zahlreiche Bänder.

Das Rückenmark verläuft im Wirbelkanal, der sich in der Wirbelsäule befindet. Seitlich der einzelnen Wirbel treten die Rückenmarksnerven aus, welche zu den verschiedenen Bereichen des Rückens und den dazugehörigen Organen und Körperteilen führen. So sind zum Beispiel die Halswirbel über Nervenfasern mit den Armen und mit dem Kopf verbunden. Im Bereich dieser Wirbel verlaufen Blutgefäße, die für die Versorgung des Kopfes zuständig sind. Dies bedeutet, dass eine Verkrümmung oder Schiefstellung der Halswirbelsäule beispielsweise einen direkten, negativen Einfluss auf die Versorgung und die Funktion der Augen haben kann.

Die Augen gleichen zwar jede Wirbelsäulenkrümmung aus, sodass man trotz einer schiefen Körperhaltung immer nach vorn schaut. Je gekrümmter aber der Nacken ist, umso schlechter ist die Blutversorgung der Augen. Die sogenannte »Huhnhaltung«, ein verspannter und krummer Nacken mit gleichzeitiger Vorbeugung des Kopfes, bewirkt eine extreme Verschlechterung der Sehschärfe. Besonders kurzsichtige Menschen neigen zu dieser Fehlhaltung des Nackens, um dadurch beispielsweise einen Text deutlicher lesen zu können. Eine Schiefstellung der Halswirbelsäule ist fast immer verbunden mit einer Problematik im Bereich der Lendenwirbelsäule. So findet sich bei Menschen mit einem Hohlkreuz sehr oft eine dementsprechende Verkrümmung im Bereich des Nackens.

Unter Berücksichtigung dieser körperlichen Zusammenhänge können die folgenden Yogaübungen eine Verbesserung der Durchblutung der Augen bewirken. Die Sehschärfe nimmt zu, und die Augen ermüden nicht mehr so schnell.

Sie werden erleben, wie die Entspannung und Kräftigung Ihrer Nackenmuskulatur und der übrigen Wirbelsäule eine Verbesserung Ihrer Sehstärke bewirkt. Ihre Haltung wird gerader, und Sie sehen plötzlich alles in einem neuen Licht!

Übungen für die Wirbelsäule und die Augen

Kamelritt

Eine Beschreibung dieser Übung zur Lockerung der Rückenmuskulatur finden Sie im 5. Kapitel dieses Buches (siehe S. 35).

Ego-Überwinder

Setzen Sie sich auf einen Stuhl oder auf den Boden.

Strecken Sie die Arme in einem Winkel von etwa 60 Grad seitlich nach oben. Die Handflächen zeigen nach oben und die Fingerspitzen seitlich nach außen. Atmen Sie in dieser Position ganz ruhig, lang und tief in den Bauch. Entspannen Sie ganz bewusst Ihr Gesicht und besonders Ihre Stirn.

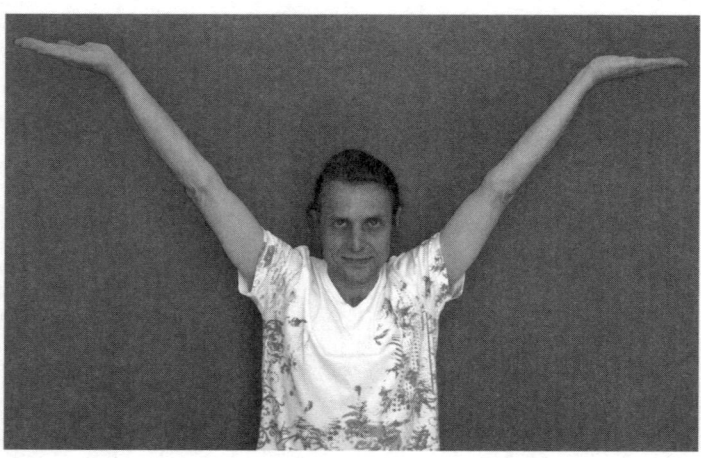

Atmen Sie tief ein, und strecken Sie dabei die Arme nochmals ganz gerade durch. Danach atmen Sie aus und entspannen dabei langsam Ihre Arme beziehungsweise Ihren ganzen Körper.

Diese Übung streckt die gesamte Wirbelsäule, sie stärkt zudem das Herz, die Lunge und das Nervensystem. Die Durchblutung der Augen wird angeregt und der gesamte Körper mit vitaler Energie versorgt.

Kopfkreisen

Sie sitzen wieder auf einem Stuhl oder mit gekreuzten Beinen auf dem Boden.

Die Hände liegen locker auf den Oberschenkeln. Rollen Sie nun ganz vorsichtig und bewusst den Kopf in großen Kreisen, zuerst linksherum. Atmen Sie ein, wenn der Kopf leicht nach hinten geht, und atmen Sie aus, wenn er nach vorn kommt. Lassen Sie den Mund während der gesamten Übung leicht geöffnet, dadurch entspannen Sie den Nacken noch effektiver. Achten Sie darauf, dass Ihre Schultern vollkommen entspannt nach unten hängen, und wechseln Sie die Drehrichtung nach circa einer Minute.

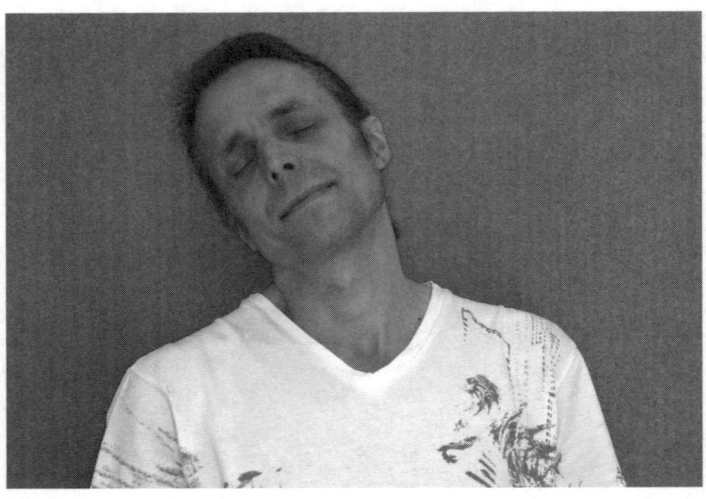

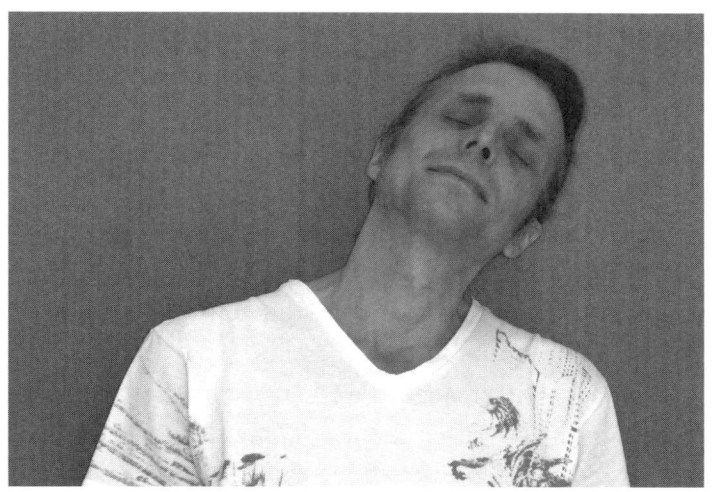

Halten Sie den Kopf wieder gerade. Atmen Sie dann nochmals tief in den Bauch ein und wieder aus, und öffnen Sie vorsichtig Ihre Augen.

Das Kopfkreisen entspannt die Nackenmuskulatur und löst Ablagerungen an der Halswirbelsäule. Der gesamte Körper fühlt sich entspannter und lockerer an. Die Augen werden besser durchblutet, und der Blick ist gelöster und klarer.

Augenrollen

Setzen Sie sich auf einen Stuhl oder auf den Boden.

Halten Sie Ihren Kopf gerade. Die Nase zeigt während der gesamten Übung immer nach vorn. Bewegen Sie jetzt zuerst Ihre Augen nach links, rechts, oben und anschließend nach unten. Dann rollen Sie mit den Augen im Kreis, zuerst linksherum und im Anschluss rechtsherum. Wiederholen Sie die Übung mehrmals in dem Tempo, das Ihnen angenehm ist.

Atmen Sie jetzt tief ein und aus. Schließen Sie kurz Ihre Augen, und öffnen Sie sie langsam wieder.

Durch diese Übung werden die Augenmuskeln und der Nacken gelockert und gleichzeitig gekräftigt. Außerdem entspannt sich der Nacken automatisch mit.

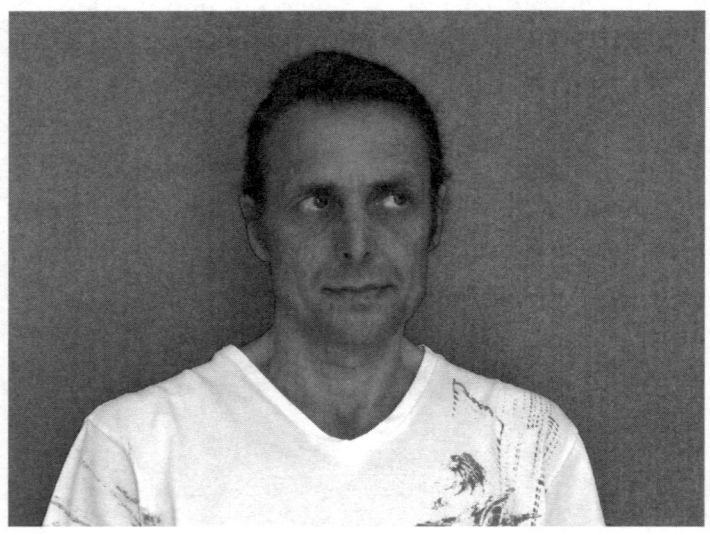

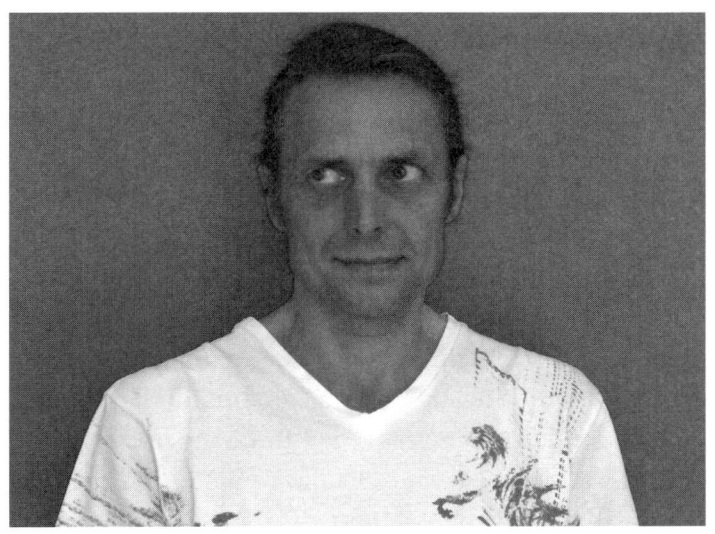

Das Gesicht bekommt einen entspannten Ausdruck, und Fältchen können verschwinden.

Augenrollen in Form einer Acht

Sie sitzen wieder auf dem Boden oder auf einem Stuhl.

Halten Sie Ihren Kopf gerade. Die Nase zeigt während der gesamten Übung immer nach vorn. Rollen Sie jetzt Ihre Augen in der Form einer Acht zuerst von links unten nach links oben anschließend von rechts unten nach rechts oben. Danach beginnen Sie wieder links unten. Wechseln Sie die Richtung nach ungefähr einer Minute. Stellen Sie sich während der Übung eine liegende Acht vor, an der Ihre Augen entspannt entlangwandern. Machen Sie das Augenrollen langsam und in Ihrem eigenen Tempo.

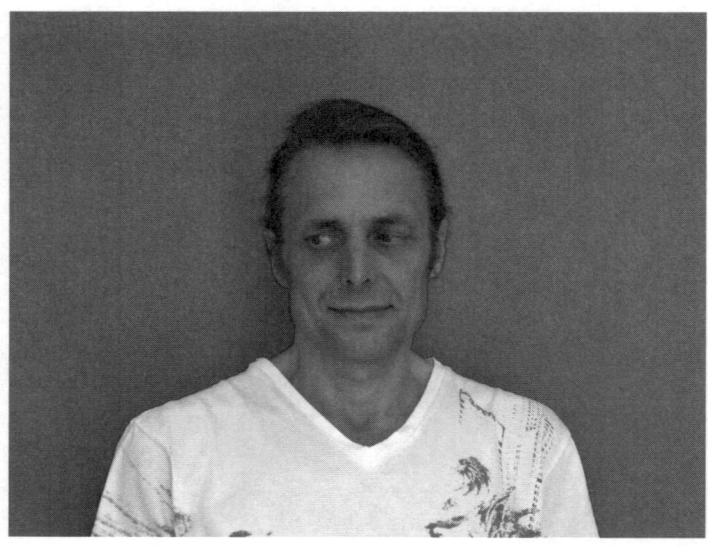

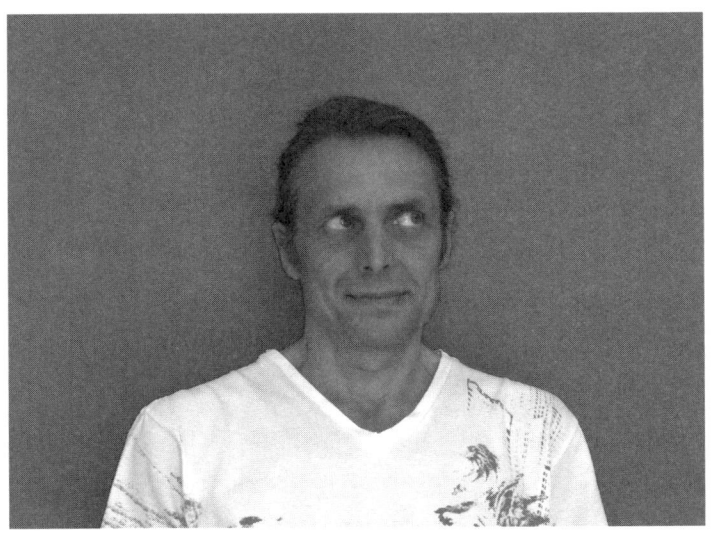

Atmen Sie tief ein und ganz bewusst wieder aus. Strecken Sie dann Ihre Wirbelsäule, und schließen Sie die Augen für einen Moment.

Diese Übung fördert die Entspannung der Augen und regt die Kräftigung der Augenmuskeln an. Die Nackenmuskulatur wird entspannt und die geistige Aufnahmefähigkeit dadurch enorm verbessert.

Tiefe Atmung – gesündere Augen

Die Versorgung des Körpers mit Sauerstoff und die Abgabe von Kohlendioxid über die Lunge sind wichtige Voraussetzungen für eine optimale Funktion der Zellen. Eine freie und gut funktionierende Atmung hat einen wesentlichen Einfluss auf die Vitalität, das Nervensystem, den Gemüts- und Geisteszustand sowie die Funktion der Augen.

Viele Menschen neigen dazu, zu flach oder auch »paradox« zu atmen. Bei der paradoxen Atmung hebt man während des Luftholens zuerst seinen Brustkorb an und zieht den Bauch ein. Auf diese Weise werden die Lungen beim Einatmen zusammengedrückt und können sich nicht richtig entfalten. Durch diese falsche Atmung wird der Körper nicht ausreichend mit Sauerstoff versorgt. Die Folgen können eine leichtere Stressanfälligkeit, Konzentrationsmangel, eine schnellere Ermüdung und sogar eine leichte Gereiztheit sein. Diese Atemweise führt auch zu einer Mangelversorgung der Augen. Die Netzhaut wird schlechter durchblutet, dadurch ist die Sauerstoffversorgung der Sinneszellen des Auges eingeschränkt und der Blick verschwimmt.

Bei der richtigen Atmung hebt sich mit dem Einatmen die Bauchdecke und erst danach der Brustkorb. Dabei wandert das Zwerchfell nach unten und die

Lungen können sich optimal öffnen. Es gelangt mehr Sauerstoff in das Blut, und sämtliche Zellen des Körpers werden besser versorgt. Beim Ausatmen senken sich die Bauchdecke und der Brustkorb wieder nacheinander. Atmet man auf diese Weise, so gelangt viel Sauerstoff in den Körper, und auch die Augen werden besser versorgt.

Beim richtigen Ausatmen entweicht mehr Kohlendioxid, die Entgiftung des Körpers verbessert sich, und Ablagerungen auf der Augenlinse werden vermieden. Ob Sie richtig atmen, können Sie im Abschnitt über den langen, tiefen Atem nachlesen und ausprobieren. Die mangelnde Ausatmung ist ein häufiger Fehler, der die Augen negativ beeinflusst. Man atmet oft zu viel Luft ein und nicht genügend wieder aus. Innere Unruhe und Verspannungen in der Muskulatur sind eine häufige Folge dieser Atemform. Diese Verspannungen spürt man direkt, zum Beispiel im Nacken oder in den Schultern. Auch die Augenmuskeln können betroffen sein. Sie verkrampfen sich, und dies führt zu einer Verschlechterung der Sicht.

Sie können Ihre Ausatmung verbessern und vertiefen, indem Sie langsam auf einen Laut, wie beispielsweise auf »pf«, ausatmen. Wenn Sie gähnen, singen oder brüllen, werden Ihre Augen sehr stark durchblutet. Lassen Sie häufiger einmal bewusst Dampf ab, indem Sie beispielsweise im Auto oder im Wald nach Leibeskräften schreien. Sie werden erleben, wie befreit Sie sich danach fühlen, weil sich Stress und Verspannungen gelöst haben. Sie schauen hinterher klarer in Ihre Umwelt, und Ihre Augen erhalten einen ganz besonderen Glanz.

Eine ruhige und tiefe Atmung hilft auch, Gedanken und Gefühle zu beruhigen. Je entspannter man atmet, desto gelassener und konzentrierter ist man. Der Blick richtet sich innerlich und äußerlich wieder auf das Wesentliche, und man kann alles klar ins Auge fassen.

Übungen für die Lungen und die Augen

Kamelritt

Eine Beschreibung dieser Übung zur Lockerung der Rückenmuskulatur finden Sie im 5. Kapitel dieses Buches (siehe S. 35).

Arme schlagen

Setzen Sie sich auf einen Stuhl oder auf den Boden.

Strecken Sie die Arme in einem Abstand von circa 15 Zentimetern parallel zum Boden vor sich aus. Die Handflächen zeigen nach unten. Heben Sie nun beim Einatmen schnell Ihre gestreckten Arme senkrecht über den Kopf. Während Sie ausatmen, schwingen Sie

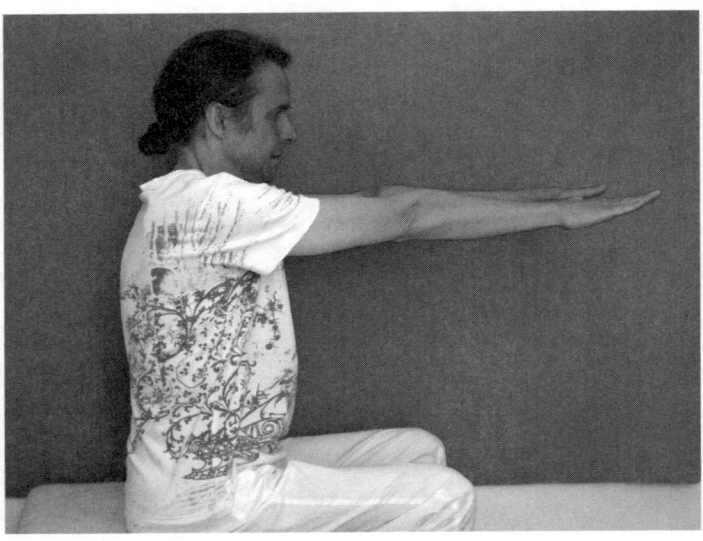

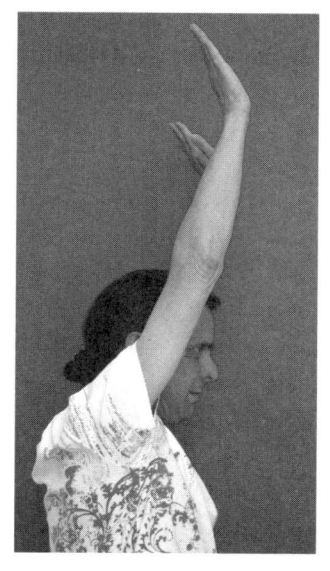

die Arme kraftvoll in die ursprüngliche Ausgangsposition zurück. Die Arme und Hände befinden sich nun wieder parallel zum Boden. Das Atmen erfolgt bei dieser Übung durch den geöffneten Mund. Wenn Sie gähnen müssen, dann unterstützt dies die Wirkung dieser Übung.

Atmen Sie tief ein, und strecken Sie dabei die Arme noch einmal senkrecht hoch. Atmen Sie aus, und entspannen Sie die Arme und den übrigen Körper bewusst.

Diese Übung stärkt die Lungenfunktion. Die Sauerstoffmenge im Blut erhöht sich, und die Vitalität des Körpers wird gefördert. Das Nervensystem wird gestärkt, die Leistungsfähigkeit nimmt zu, und innere Spannungen bauen sich ab. Der Blick wird klarer und konzentrierter.

Seitenbeuge

Sie sitzen auf einem Stuhl oder auf dem Boden mit gekreuzten Beinen.

Legen Sie die Hände so auf die Schultern, dass die Daumen nach hinten und die übrigen Finger nach vorn zeigen. Halten Sie die Oberarme parallel zum Boden. Bewegen Sie nun beim Luftholen den Oberkörper zur linken Seite. Dabei bewegt sich der linke Ellenbogen in Richtung Boden. Beim Ausatmen führen Sie die gleiche Bewegung zur rechten Seite aus. Der Kopf sinkt jeweils in die Richtung der entsprechenden Schulter.

Wenn Sie wieder geradeaus schauen, atmen Sie zum Abschluss der Übung ein. Mit dem Ausatmen

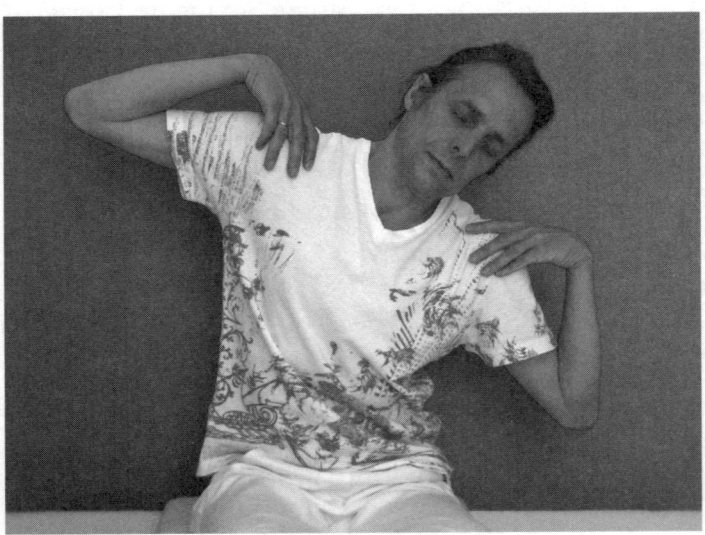

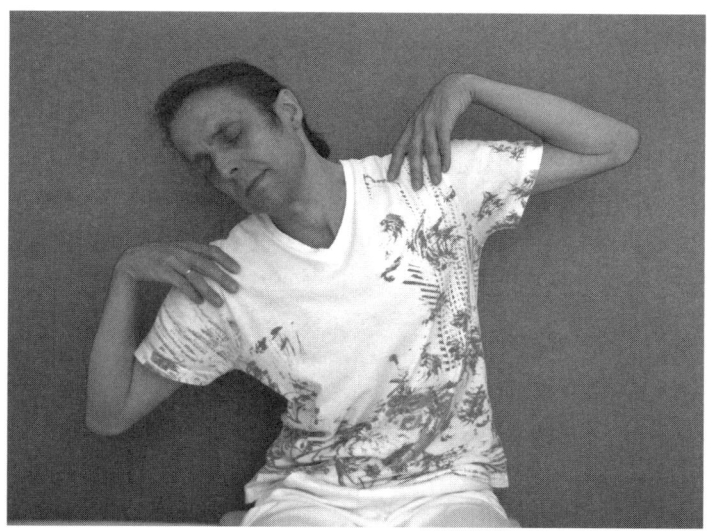

lösen Sie Ihre Hände von den Schultern und bringen sie in eine entspannte Position.

Diese Übung trainiert die Atem- und Brustmuskulatur. Die Atmung wird vertieft, und der gesamte Körper wird besser mit Sauerstoff versorgt. Gleichzeitig entspannt sich die Augenmuskulatur, und die Augen werden besser durchblutet.

Gähnen mit Ton

Setzen Sie sich auf einen Stuhl oder auf den Boden.

Schließen Sie Ihre Augen. Stellen Sie sich nun vor, Sie wären ein Löwe, der sich im afrikanischen Steppengras rekelt. Es ist angenehm warm, und Sie sind vollkommen entspannt. Sie fühlen sich ganz behaglich und beginnen langsam Ihren »Rachen« zu öffnen. Lassen Sie mehrmals ein langes, tiefes Brummen ertönen. Öffnen Sie Ihren Mund noch weiter, dabei gähnen Sie mehrmals hintereinander aus vollem Halse mit einem langen, lauten »Aaaahh«.

Atmen Sie nun tief ein und wieder aus. Lösen Sie sich von dem Bild des Löwen und werden Sie wieder ein Mensch. Entspannen Sie bewusst die Schultern und den Nacken, und öffnen Sie langsam die Augen. Sie nehmen Ihre Umgebung wieder bewusst wahr.

Diese Übung versorgt die Augen sofort mit frischem Sauerstoff. Sie lockert die äußere Augenmuskulatur und versorgt die Augen mit mehr Feuchtigkeit. Die gesamte Gesichtsmuskulatur und der Solarplexus entspannen sich. Das Gähnen erzeugt für eine längere Zeit eine tiefere Atmung.

Posaune

Besorgen Sie sich einen Tischtennisschläger, oder schneiden Sie sich aus dicker Pappe eine ähnliche Form zurecht. Bekleben Sie ihn mit kleinen bunten Bildern, beispielsweise mit einer Blume, einem Schmetterling oder einer Sonne. Sie können auch Ihrem eigenen Maltalent freien Lauf lassen.

Setzen Sie sich wieder auf einen Stuhl oder auf den Boden.

Bedecken Sie das linke Auge mit der linken Hand, oder halten Sie es geschlossen. Bewegen Sie nun mehrfach Ihren Schläger oder Ihre Pappe mit der rechten Hand wie beim Spielen einer Posaune vor dem rechten Auge vor und zurück. Machen Sie dabei zuerst leise Töne, und werden Sie dann immer lauter. Stellen

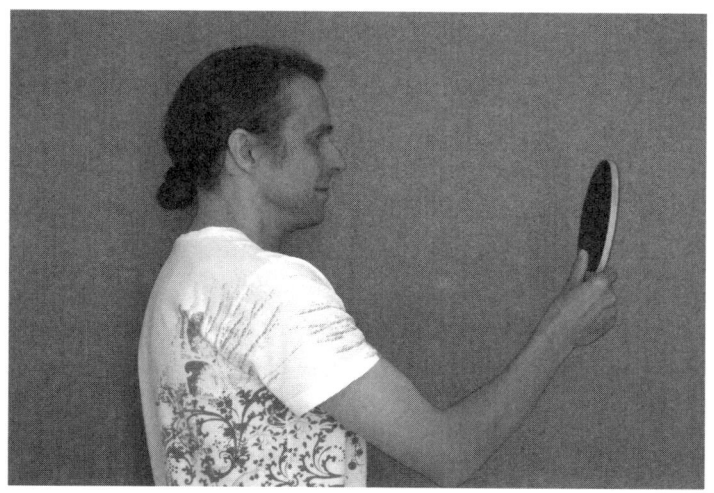

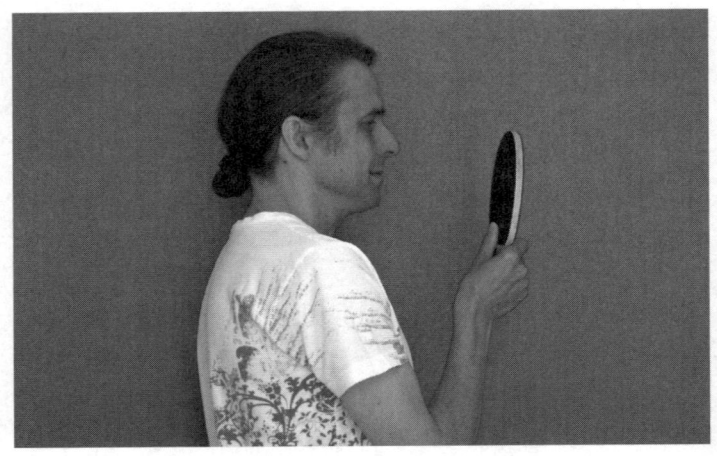

Sie sich vor, dass Sie eine wohlklingende Melodie spielen. Nach ungefähr einer Minute wechseln Sie die Seite. Gehen Sie während der Bewegung der »Posaune« mit Ihrem ganzen Körper mit.

Atmen Sie jetzt mehrere Male tief ein und aus. Legen Sie den Schläger zur Seite, und entspannen Sie Ihre Arme und Augen.

Sie erreichen mit dieser Übung eine Kräftigung der Ziliarmuskeln, welche die Linse in ihrer Form verändern. So verbessert sich die Einstellung des Auges auf die Nah- und Fernsicht (Akkomodation). Gleichzeitig werden die Nervenzellen der Netzhaut aktiviert und die Sehfähigkeit gesteigert. Die Erzeugung von Tönen unterstützt die Atmung und regt die Durchblutung der Augen an.

Entgiftete Leber – optimale Netzhaut

Die Leber ist eines der größten Organe des Körpers und wiegt ungefähr 1,5 Kilogramm. Als »Stoffwechsel-Fabrik«, deren Temperatur etwa 1,5 Grad über der normalen Körpertemperatur liegt, hat sie an die 500 Aufgaben!

Die Leber ist das wichtigste Organ für die Entgiftung des Körpers. Sie speichert aber auch bestimmte Vitamine, beispielsweise das Vitamin A. Dieses Vitamin benötigt der Körper zur Umwandlung eines Lichtstrahls in einen Nervenimpuls. Damit die Netzhaut optimal funktionieren kann, benötigen die Augen eine besonders große Menge dieses Vitamins.

Besonders eine durch viele Giftstoffe – beispielsweise aus der Nahrung –, Medikamente oder einen übermäßigen Alkoholkonsum überforderte Leber ist in ihrer Funktion eingeschränkt. Dies hat auch negative Auswirkungen auf die Augen. Durch eine vitalstoffreiche Ernährung, natürliche Heilmittel und vitaminreiche Säfte kann man den Organismus stärken und die Leber entlasten. Je besser die Leber funktioniert, desto klarer und deutlicher kann man sehen.

Dies zeigt sich besonders im Dunkeln. Mit einer gestört funktionierenden Leber oder bei Vitamin-A-Mangel hat man in der Dunkelheit schnell Orientierungsprobleme. Beim Autofahren ist die Sicht dann extrem verschlechtert.

Es gibt zudem einen interessanten Zusammenhang zwischen den Zähnen, der Leber und den Augen. In der Naturheilkunde werden die Eckzähne als Augenzähne bezeichnet. Sie stehen in einer energetischen Beziehung zur Leber. Gesunde Eckzähne wirken sich also positiv auf die Funktion der Augen und der Leber aus.

Für eine optimale Funktion braucht die Leber ausreichend körperliche Bewegung, Sauerstoff, Eiweiß, eine ausgewogene Ernährung und ein normales Körpergewicht. Die Yogaübungen für die Leber stärken deren Funktion, erhöhen Ihre Vitalität und verbessern die Entgiftung des Körpers, indem die Durchblutung der Leber angeregt wird und Gifte schneller abtransportiert werden. Die Augenübungen verbessern insbesondere die Funktion der Netzhaut. So kann man Farben intensiver erkennen und ist in der Lage, die Umgebung auch bei Dunkelheit konzentrierter wahrzunehmen.

Übungen für die Leber und die Augen

Kamelritt

Eine Beschreibung dieser Übung zur Lockerung der Rückenmuskulatur finden Sie im 5. Kapitel dieses Buches (siehe S. 35).

Kreisendes Becken

Stellen Sie sich so hin, dass die Füße etwa schulterbreit auseinander stehen und Sie einen festen Stand haben.

Legen Sie die Hände so auf die Hüften, dass die Finger nach vorn zeigen und der Daumen nach hin-

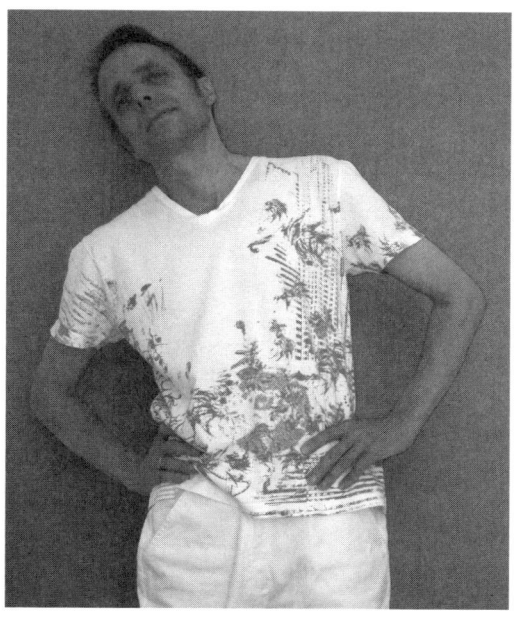

ten. Beschreiben Sie mit dem Oberkörper weite Kreise – zuerst linksherum. Atmen Sie ein, wenn der Oberkörper sich leicht nach hinten neigt, und atmen Sie vollständig aus, wenn Sie ihn wieder nach vorn bewegen. Wechseln Sie nach zwei Minuten die Richtung. Konzentrieren Sie sich während der gesamten Übung auf einen Punkt zwischen Ihren Augenbrauen, um Schwindelgefühle zu vermeiden.

Bringen Sie Ihren Oberkörper in eine aufrechte Position, und atmen Sie tief ein und wieder aus. Lassen Sie die Arme entspannt nach unten hängen, und lockern Sie Ihre Schultern.

Diese Übung aktiviert die Leber und steigert ihre Entgiftungsleistung. Gleichzeitig regt sie die Gallenblase positiv an. Die Funktion von Magen und Darm verbessert sich. Während dieser Übung entspannt sich die Augenmuskulatur, und die Zellen der Netzhaut werden angeregt.

Arme hoch

Setzen Sie sich wieder auf einen Stuhl oder auf den Boden.

Beim Einatmen heben Sie Ihre geraden Arme seitlich hoch über den Kopf, sodass die Handrücken sich berühren. Beim Ausatmen senken Sie die Arme wieder ganz nach unten ab. Atmen Sie ruhig ein und aus, und strecken Sie immer wieder bewusst Ihre Arme. Atmen Sie tief ein, und bringen Sie die Hände über dem Kopf zusammen. Beim Ausatmen entspannen Sie die Arme wieder und lockern nochmals bewusst Ihre Schultern.

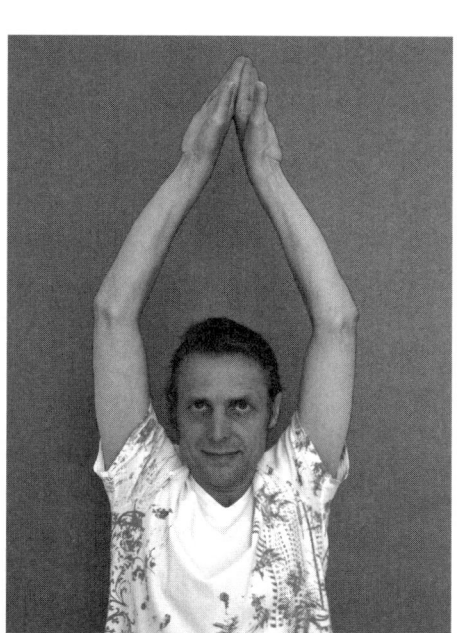

Die Leber wird besser durchblutet, und dies regt ihre Funktion an. Die Übung aktiviert auch die Lunge und das Herz, stimuliert das Nervensystem und stärkt das Durchhaltevermögen. Auch die Augen werden mit neuer Energie versorgt, und Ihr Blick wird klarer.

Blitzen

Setzen Sie sich auf einen Stuhl oder auf den Boden.

Halten Sie Ihre Handflächen hintereinander in einem Abstand von circa zehn Zentimetern vor die geschlossenen Augen. Spreizen Sie die Finger etwas ab. Bewegen Sie nun Ihre Hände schnell vor den Augen hin und her, und zwar von oben nach unten. Die Arme und Schultern sollten Sie locker und entspannt lassen. Durch die Handbewegungen erzeugt das Licht – am besten Sonnenlicht – wunderschöne, flackernde Effekte auf der Netzhaut. Die Lichtreize erreichen direkt Ihre Sehzellen und haben eine besonders anregende Wirkung.

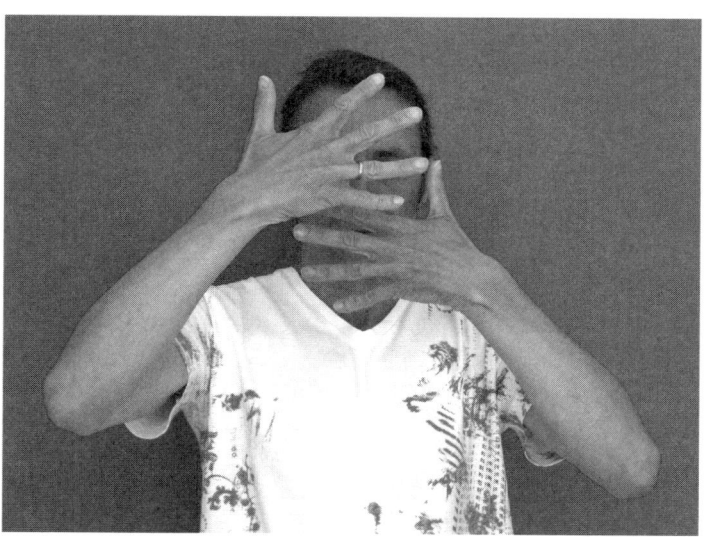

Atmen Sie tief ein und aus, und entspannen Sie Ihre Hände und Arme. Genießen Sie die gute Wirkung noch einen Moment. Öffnen Sie nun ganz langsam die Augen. Sie sollten aber nicht direkt ins Sonnenlicht schauen.

Der Sehpurpur in der Netzhaut wird angeregt. So intensiviert sich die Farbwahrnehmung, und auch das Sehen bei Dunkelheit verbessert sich. Die Kräftigung der Irismuskeln fördert die Beweglichkeit der Linse.

Lattenzaun

Legen Sie sich entspannt mit dem Rücken auf den Boden.

Schließen Sie die Augen, und atmen Sie ganz ruhig ein und aus. Entspannen Sie dabei Ihren Körper. Stellen Sie sich nun einen weiß gestrichenen Lattenzaun vor. Der Zaun erstreckt sich nach beiden Seiten bis ins Unendliche.

Wandern Sie in Gedanken langsam mit Ihren Augen an diesem Zaun entlang. Beginnen Sie im Nahbereich, und verfolgen Sie seinen Verlauf, bis er am Horizont verschwindet. Dann wandern Sie mit Ihren Augen langsam und Stück für Stück zurück, bis der Zaun in Ihrer Nähe wieder auftaucht. Wiederholen Sie diesen Vorgang, und wechseln Sie dabei ganz nach Gefühl die Abstände und Entfernungen. Bleiben Sie innerlich entspannt, und lassen Sie Ihre Augen locker hin und her wandern. Sie können auch die Farben des Zauns verändern.

Lösen Sie sich bewusst von Ihren Vorstellungsbildern. Atmen Sie tief ein und aus. Recken und strecken Sie sich in alle Richtungen, und öffnen Sie dann ganz behutsam Ihre Augen.

Nach der Übung sind die Augen beweglicher und fühlen sich entspannter an. Die Netzhaut und die Sinneszellen werden angeregt. Die Vorstellungskraft und Ihre äußere Wahrnehmung verbessern sich.

Starke Nerven – scharfe Sicht

Das Nervensystem ist ein komplexes Gebilde. Es besteht aus dem Gehirn, dem Rückenmark und den Nervenbahnen, die überall im Körper verteilt sind. Jeder Mensch besitzt etwa 15 Milliarden Nervenzellen. Zwei Drittel davon befinden sich im Gehirn. Jede einzelne Nervenzelle ist über Schaltstellen, den Synapsen, mit circa 25.000 anderen Nervenzellen verbunden. Alle zusammen verarbeiten etwa zehn Milliarden Signale pro Sekunde. Würde man die Nervenstränge eines Körpers aneinanderreihen, ergäbe dies eine Strecke von einer Million Kilometern.

Eine gewaltige Rolle spielt das vegetative Nervensystem, das aus einem anregenden Teil, dem Sympathikus, einem beruhigenden Teil, dem Parasympathikus, und dem enterischen Nervensystem, das auf den Magen-Darm-Trakt einwirkt, besteht. Das Vegetativum reguliert die gesamten inneren Organfunktionen, wie den Blutdruck, die Durchblutung des Körpers und auch die Atmung, indem es beispielsweise die Atemfrequenz bei körperlichen Belastungen erhöht. Im Bereich der Augen sorgt das vegetative Nervensystem für die Weit- und Engstellung der Pupillen, die so auf unterschiedliche Lichtverhältnisse reagieren.

Der Alltags- und Arbeitsstress zerrt bei vielen Menschen an den Nerven. Mehrere Tätigkeiten und Projekte müssen gleichzeitig bewältigt werden. Ängste, Sorgen und Probleme verstärken die inneren Stressgefühle zusätzlich. Etwa 80 Prozent aller Krankheiten sind heute aus medizinischer Sicht stressbedingt. Als größter Stressfaktor gilt dabei die Angst, zu versagen. Man kauft schneller ein, kocht »im Handumdrehen« und ist mobiler denn je – aber anstatt Zeit zu gewinnen, erhöht man so den Stress, weil jede gewonnene Stunde mit neuen Verpflichtungen gefüllt wird. Gleichzeitig träumt man davon, dass endlich Ruhe einkehrt, der Druck nachlässt und wieder einmal Zeit für Muße und Entspannung ist.

Das Nervenkostüm ist äußerst angespannt, und je mehr man unter Stress gerät, desto mehr verspannen sich auch die Augenmuskeln. Die Sicht verschwimmt, und man sieht vieles unscharf. Der gesamte Körper befindet sich in einem Alarmzustand. Der Blutdruck erhöht sich, und die Pulsfrequenz steigt an. Man beginnt zu schwitzen, kneift die Augen zusammen und verspannt das Gesicht beziehungsweise die gesamte Muskulatur. Innerlich wird man aufgeregt, unruhig und unkonzentriert. Im Extremfall verliert man sogar vollkommen die Kontrolle, reagiert äußerst gereizt und wird aggressiv. Besonders das Stresshormon Adrenalin ist für diesen kritischen Zustand verantwortlich. Es führt leicht zu unüberlegten Reaktionen und erzeugt beispielsweise Schlafstörungen und eine innere Unruhe. In dieser Verfassung haben die Augen einen Ausdruck wie die eines wilden Tieres, das um sein Leben kämpfen muss oder seiner Beute hinterherjagt.

Wie viel Spannung der Organismus eines Menschen verträgt, ist individuell unterschiedlich und hängt von der Nervenstärke und der Einstellung des Menschen ab. Besonders negative Gedanken und Ängste schwächen das Nervensystem, und man wird leichter stressanfällig.

Mit Yogaübungen können Sie Ihre inneren Spannungen ausgleichen beziehungsweise das Adrenalin im Körper abbauen. So wird es schneller aus der Blutbahn entfernt, und man gelangt wieder zu seiner inneren Mitte. Sie werden mit der Zeit spüren, dass Sie durch das Praktizieren der Übungen besser mit Stress umgehen lernen. In belastenden Situationen reagieren Sie ruhiger und gelassener, weil Sie gelernt haben, auch unter Stress zu entspannen und Ihre Ängste abzubauen. Somit können Sie die Anforderungen, denen Sie ausgesetzt sind, Ihren Fähigkeiten entsprechend erfüllen.

Auch mit der Atmung kann man das Nervensystem beeinflussen. Wenn man gestresst ist, atmet man oberflächlich, flach und hauptsächlich in den oberen Brustkorb. Doch diese falsche Atmung verstärkt das Gefühl der inneren Anspannung noch, während eine tiefe Atmung in den Bauch das Nervensystem beruhigt, sodass man sich wieder ausgeglichen fühlt.

Durch die Übungen in diesem Buch lernen die Augen, sich wieder auf das Wesentliche zu konzentrieren und nicht hektisch in der Welt umherzuirren. Die Augenmuskeln werden zudem entspannt und mit frischer Energie versorgt. Man bekommt einen Sinn für das Wesentliche, sieht die Dinge wieder in einem klaren Licht. Wenn Sie dann Nerven wie »Drahtseile« haben, sehen Sie mit Ihren Augen auch wie ein »Adler«. Zudem wissen Sie, dass viele Dinge durch einen anderen Blickwinkel völlig anders aussehen können.

Übungen für das Nervensystem und die Augen

Kamelritt
Eine Beschreibung dieser Übung zur Lockerung der Rückenmuskulatur finden Sie im 5. Kapitel dieses Buches (siehe S. 35).

Finger-Antennen
Setzen Sie sich auf einen Stuhl oder auf den Boden.

Legen Sie die Hände so an die Schläfen, dass die Finger wie »Antennen« gerade nach oben weisen. Die Oberarme sind parallel zum Boden ausgestreckt, die Ellenbogen zeigen dabei seitlich nach außen. Beim Einatmen drehen Sie Ihren Oberkörper und den Kopf

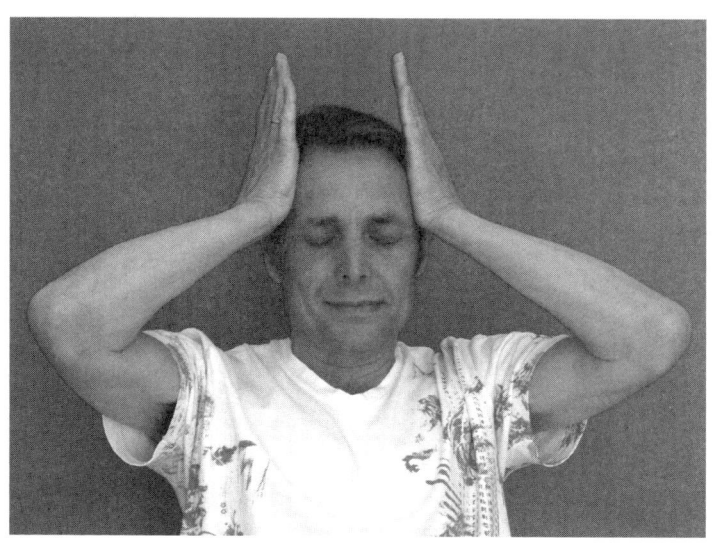

so weit wie möglich nach links und beim Ausatmen so weit wie möglich nach rechts. Um Schwindelgefühle zu vermeiden, konzentrieren Sie sich während den Bewegungen auf einen Punkt zwischen Ihren Augenbrauen.

Wenn Sie wieder nach vorn schauen, atmen Sie tief ein. Atmen Sie aus, und entspannen Sie die Arme seitlich neben Ihrem Körper.

Diese Übung wirkt ausgleichend auf das vegetative Nervensystem und steigert somit die innere Ruhe. Die Übung kräftigt die Wirbelsäule und die Schultern, und durch die Drehbewegung entspannen sich auch die Augenmuskeln. Die Augen werden besser durchblutet, und die Sehfähigkeit erhöht sich.

Armschwinger

Setzen Sie sich auf einen Stuhl oder auf den Boden.

Während der gesamten Übung halten Sie die Augen geöffnet. Strecken Sie die Arme vor sich parallel zum Boden aus. Die Handflächen zeigen zueinander und sind etwa fünfzehn Zentimeter voneinander entfernt. Beim Einatmen breiten Sie die Arme so weit wie möglich seitlich nach hinten aus. Ihre Arme befinden sich aber immer parallel zum Boden. Beim Ausatmen schwingen Sie die Arme in die Ausgangsposition zurück. Achten Sie darauf, dass Ihr Gesicht völlig entspannt bleibt. Lockern Sie immer wieder die Schultern.

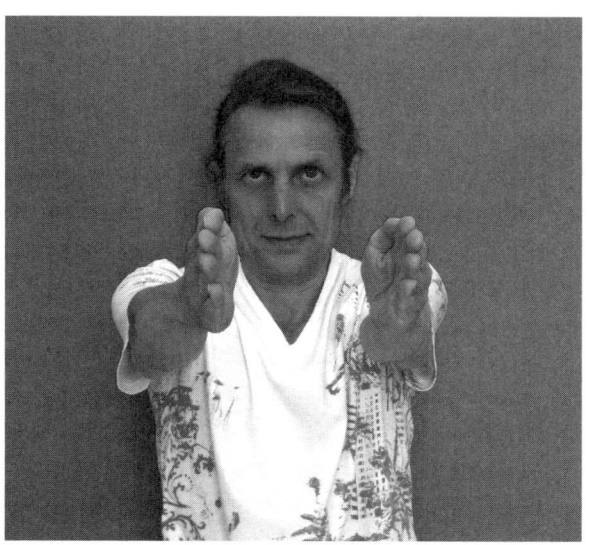

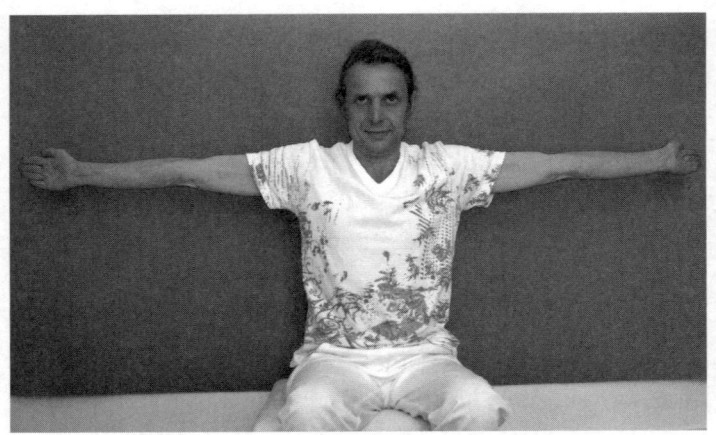

Atmen Sie ein, und breiten Sie die Arme dabei zur
Seite aus. Danach atmen Sie aus und entspannen die
Arme. Schließen Sie Ihre Augen für einen Moment.

Diese Übung stärkt und harmonisiert das gesamte
Nervensystem. Die Herzleistung verbessert sich, die
Lungenfunktion wird angeregt, und die Atmung vertieft sich. Ihr Blick verschärft sich, und Sie sehen konzentrierter. So erfassen Sie das Wesentliche und bleiben in Ihrer Mitte.

Zentriertes Sehen

Setzen Sie sich auf einen Stuhl oder auf den Boden.

Halten Sie Ihre beiden Zeigefinger in einem Abstand von etwa 25 Zentimetern nebeneinander vor Ihr Gesicht. Fokussieren Sie zuerst den rechten Finger, der linke Zeigefinger erscheint Ihnen verschwommen. Wechseln Sie nun regelmäßig Ihren Blick zwischen beiden Fingern und führen Sie sie langsam zueinander, bis sie sich fast berühren. Wiederholen Sie diese Bewegung mehrere Male hintereinander.

Atmen Sie tief ein und aus. Entspannen Sie Arme und Hände, und schließen Sie kurz die Augen.

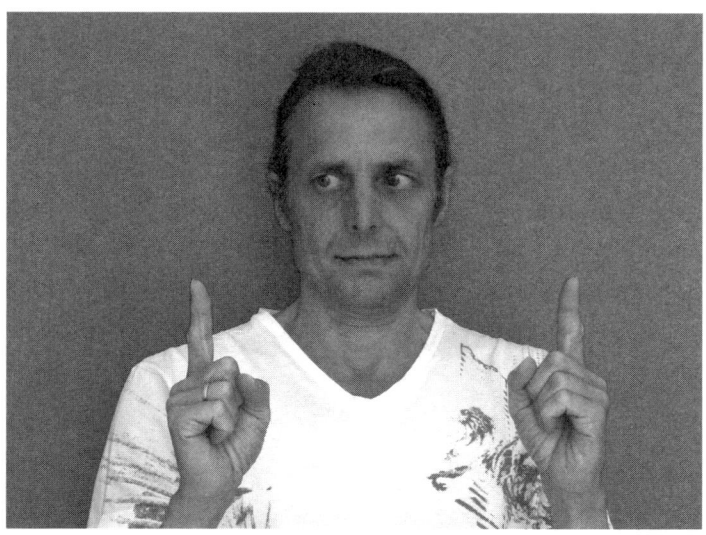

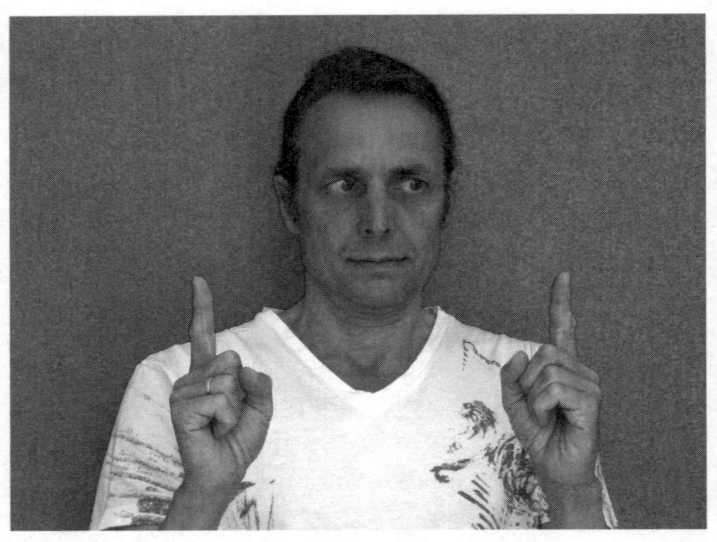

Bei dieser Übung fallen die Lichtstrahlen direkt auf die Sehgrube, sodass sich die Sehfähigkeit steigern kann. Zudem werden die Augen viel beweglicher. Sie erhalten eine vollkommen klare Sicht von Dingen, auf die Sie sich konzentrieren, und verschwommene Objekte nehmen Sie deutlicher wahr.

Dinge beleuchten

Setzen Sie sich wieder auf einen Stuhl oder auf den Boden.

Lassen Sie Ihren Blick langsam und bewusst von einem Gegenstand zum nächsten wandern, indem Sie diese »beleuchten«. Schauen Sie beispielsweise zuerst auf einen Stuhl, dann richten Sie den Blick auf Ihre Hand, und danach schauen Sie zum Fenster. Bewegen Sie den Kopf dabei mit. Wechseln Sie zwischen den unterschiedlich weit entfernten Gegenständen, und bleiben Sie dabei locker und entspannt.

Der jeweils »beleuchtete« Gegenstand wird deutlicher und schärfer gesehen. So signalisieren Sie dem Sehzentrum, dass Sie nicht alles gleichzeitig scharf sehen wollen. Dies baut Spannungen in den Augenmuskeln und im Körper ab.

Atmen Sie tief ein und wieder aus. Schalten Sie Ihren inneren »Beleuchterblick« wieder aus, und entspannen Sie sich.

Die Augen sehen das scharf, worauf Sie sich konzentrieren, und bleiben trotzdem in einem entspannten Zustand. Die Lichtstrahlen fallen direkt in die Sehgrube, und dies steigert Ihre Sehleistung. Die Übung unterstützt die Entspannung der Augenmuskeln, und Ihre Augen werden wacher.

Aktivierte Gehirnhälften – befreites Sehen

Das Gehirn besteht aus, die durch den sogenannten Balken, eine Region in der Mitte des Gehirns, miteinander verbunden sind. Obwohl die Hirnhemisphären unterschiedliche Aufgaben haben, arbeiten sie intensiv zusammen und sind auch am Sehprozess beteiligt. Das Sehen steht in enger Verbindung mit den individuellen intellektuellen Fähigkeiten, der Koordinationsfähigkeit, der räumlichen Wahrnehmung und der Orientierung. Wie die verschiedenen Aufgaben ineinandergreifen und den komplexen Vorgang des Sehens beeinflussen, zeigen die unterschiedlichen Funktionen beider Gehirnhälften.

Die linke Hirnhemisphäre ist für das Zeitgefühl, die Analyse, das logische Denkvermögen, die Rationalität, das Erlernen neuer Fähigkeiten, die Konzentration auf Einzelheiten und die Anspannung zuständig. Die rechte Gehirnhälfte bestimmt das Raumgefühl, das Musikempfinden, unbewusste Gewohnheiten, Emotionen, eine ganzheitliche Betrachtung und die Entspannung.

Das linke Auge wird zum größten Teil von der rechten Gehirnhälfte, das rechte Auge von der linken Gehirnhälfte beeinflusst. Durch einen einfachen Test können Sie feststellen, mit welchem Auge beziehungsweise welcher Gehirnhälfte Sie vorwiegend Ihre Umgebung wahrnehmen. Bilden Sie mit dem Daumen und dem Zeigefinger einer Hand einen Kreis. Halten Sie ihn circa dreißig Zentimeter von der Nase entfernt, auf der Höhe Ihrer Augen, vor das Gesicht. Dann schauen Sie mit beiden Augen durch die Kreisöffnung auf einen Gegenstand. Kneifen Sie nun erst das eine und dann das andere Auge zu. Sie werden sehen, dass der Gegenstand einmal außerhalb der Öffnung liegt. Beim Blick mit dem sogenannten dominanten Auge bleibt das Objekt weiterhin im Kreis sichtbar.

Ist nun beispielsweise Ihr rechtes Auge dominant, so werden Sie stärker von der linken Gehirnhälfte beeinflusst. Es kann bedeuten, dass Sie die Welt eher analytisch und logisch als intuitiv und emotional betrachten. Es sollte Ihnen leichtfallen, neue Informationen aufzunehmen. Ist das linke Auge bei Ihnen dominant, dann beeinflusst Sie die rechte Gehirnhälfte stärker. Sie besitzen wahrscheinlich eine stark ausgeprägte Intuition und einen guten Zugang zu Ihren Gefühlen. Das dominante Auge übernimmt beim Sehen die Hauptarbeit, während das andere Auge als das »faule« Auge bezeichnet wird. Welches Auge beim Sehvorgang die Hauptarbeit übernimmt, basiert häufig auf Gedankenmustern und Denkstrukturen, die in der Kindheit und der Schulzeit entstanden sind.

Weitere Informationen über den Zusammenhang zwischen der Sehfähigkeit und der Psyche des Menschen finden Sie im 9. Kapitel dieses Buches (siehe S. 133).

Es gibt spezielle Yogaübungen, die eine Balance zwischen beiden Gehirnhälften herstellen, sodass diese und auch das dominante Auge in ihrer Funktion gefördert werden. Sie werden »Überkreuz-Übungen« genannt und bestehen darin, dass man beispielsweise mit beiden Händen zur selben Zeit unterschiedliche Bewegungen ausführt. Das Spielen von Klavier, Gitarre oder Schlagzeug übt so auf ganz besondere Weise die Zusammenarbeit beider Gehirnhälften. Dies unterstützt dann beispielsweise das Erwerben neuer Fähigkeiten, erleichtert die Aufnahme von Informationen, verbessert die Kreativität und bereichert somit das Leben auf allen Ebenen.

Die Übungen für ein verbessertes Zusammenwirken der Hirnhemisphären können die Erfolge des Sehtrainings noch vergrößern. Die Augenübungen regen die Fusion beider Bilder, die vom linken und rechten Auge an das Gehirn übermittelt werden, an. Sie lernen dabei, wieder mit dem »ganzen« Gehirn zu sehen, und das »faule« Auge wird stärker in den gesamten Sehprozess einbezogen. Dies kann zu einer neuen und intensiveren Wahrnehmung führen, denn zwei Augen sehen einfach besser und mehr als eines.

Übungen für das Zusammenwirken beider Gehirnhälften und die Augen

Kamelritt

Eine Beschreibung dieser Übung zur Lockerung der Rückenmuskulatur finden Sie im 5. Kapitel dieses Buches (siehe S. 35).

Cross-Crawl

Stellen Sie sich aufrecht hin, sodass sich die Füße etwa auf Schulterbreite befinden. So erhalten Sie einen festen Stand.

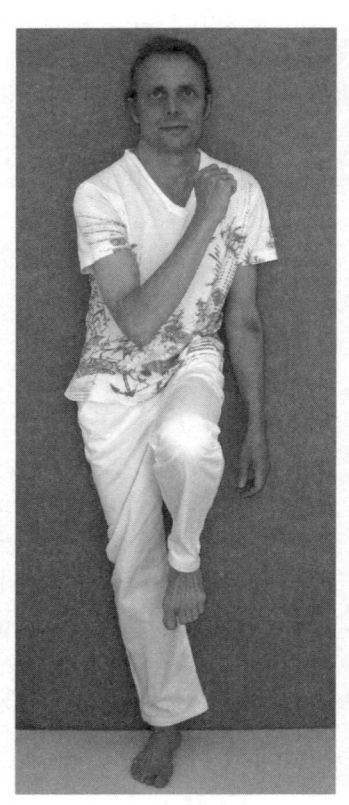

Heben Sie Ihr Bein, und winkeln Sie Ihr linkes Knie an, sodass sich der Oberschenkel parallel zum Boden befindet. Berühren Sie nun mit dem rechten Ellenbogen Ihr linkes Knie, und schauen Sie nach links oben.

Dann wechseln Sie den Arm und führen den linken Ellenbogen zum rechten Knie, wobei Sie nach rechts oben schauen. Anschließend wechseln Sie wieder von links auf rechts. Während der gesamten Übung, die Sie mindestens eine Minute durchführen sollten, halten Sie Ihren Oberkörper möglichst gerade. Die Atmung erfolgt unabhängig von der Bewegung, die durch rhythmische Musik unterstützt werden kann. So wird Ihre Lebens-

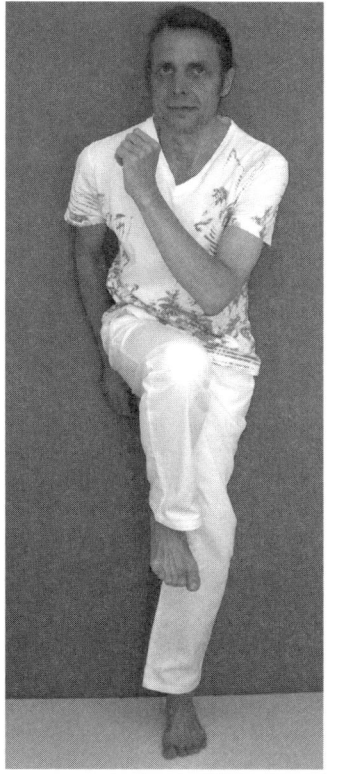

freude noch stärker aktiviert, und Spannungen in der Muskulatur und in den Augen werden abgebaut.

Kommen Sie wieder zum Stehen. Atmen Sie tief ein und aus, und entspannen Sie die Arme vollkommen. Schütteln Sie danach Ihre Beine aus.

Die Übung aktiviert beide Gehirnhälften, sodass die Funktionen, beispielsweise Logik und Intuition, angeregt werden. Da das Gehirn optimal arbeitet, verbessert sich das Sehvermögen, Sie sehen schärfer, und Sie stehen Ihrer Umwelt offener gegenüber. Auch Ihre Vitalität und Lebensfreude verstärken sich.

Brustklopfreiber

Setzen Sie sich auf einen Stuhl oder auf den Boden.

Reiben Sie mit der linken Hand langsam auf Ihrer linken Brustkorbseite auf und ab, während Sie mit der rechten Hand langsam und vorsichtig auf die rechte Seite des Brustkorbes klopfen. Nach einer Minute wechseln Sie die Seiten und klopfen jetzt mit der linken Hand auf die linke Seite des Brustkorbes. Lachen ist bei dieser Übung ausdrücklich erwünscht!

Atmen Sie tief ein und aus, und entspannen Sie Ihre Arme.

Auch diese Übung stimuliert beide Gehirnhälften, sodass sich Ihre Konzentration und Aufnahmefähigkeit verbessern.

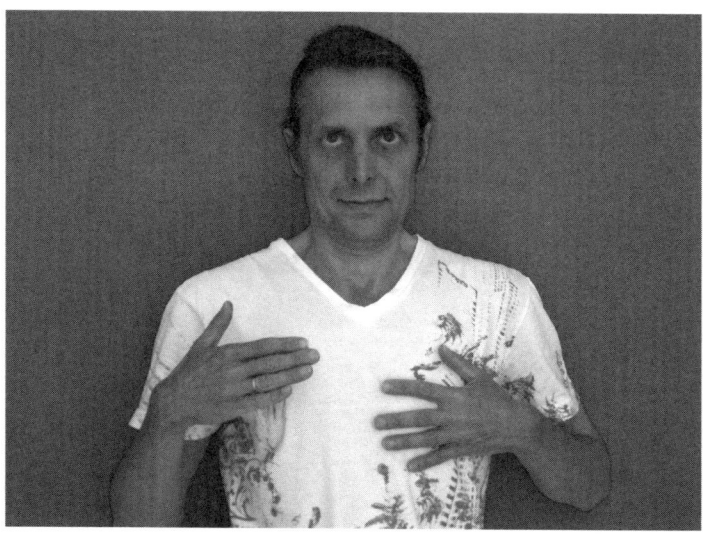

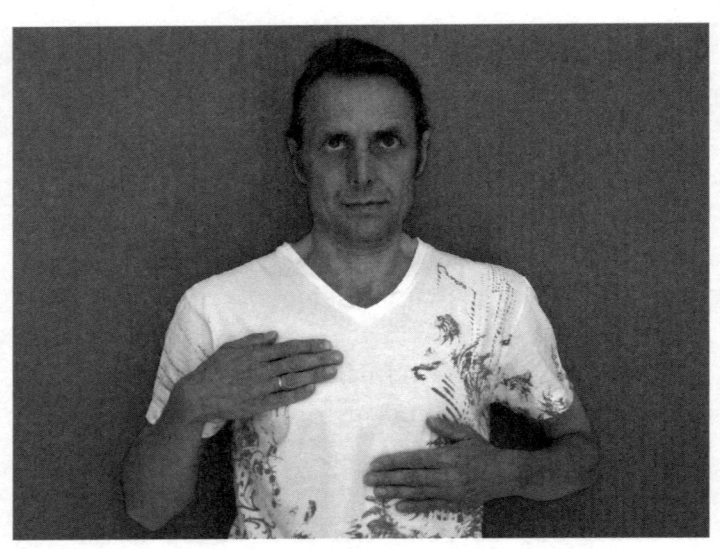

Doppelte Finger

Setzen Sie sich auf einen Stuhl oder auf den Boden.

Halten Sie Ihren linken Zeigefinger circa 25 Zentimeter vor Ihre Augen. Danach positionieren Sie den
rechten Zeigefinger circa 25 Zentimeter hinter den
linken Finger. Richten Sie Ihren Blick zuerst auf den
vorderen Finger. Der hintere Zeigefinger erscheint Ihnen nun doppelt. Dann schauen Sie auf den hinteren
Finger. Nun sehen Sie den vorderen Finger doppelt.

Danach blicken Sie auf einen Punkt, der sich mindestens 25 Zentimeter hinter Ihrem rechten Zeigefinger befindet. Nun erscheinen Ihnen beide Finger doppelt. Blicken Sie abwechselnd auf den Finger vor
Ihrem Gesicht, Ihren rechten Zeigefinger und den fik-

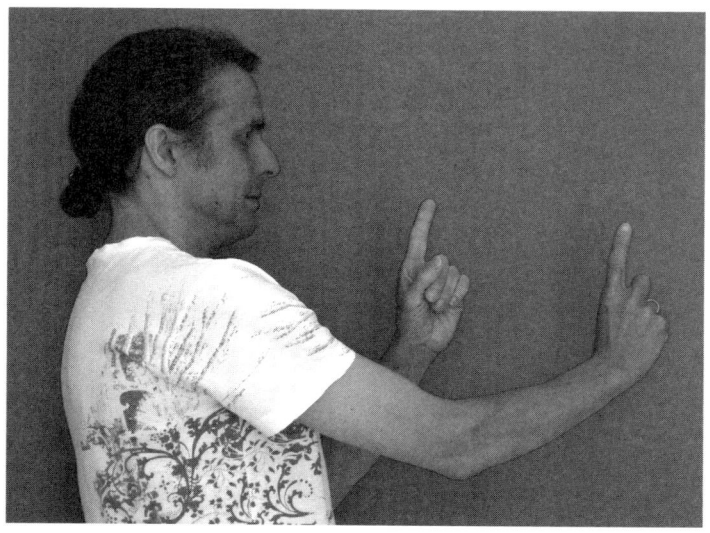

tiven Punkt. Lassen Sie Ihre Augen dabei immer entspannt hin und her wandern. Manchmal braucht es einige Zeit des Übens, bis Sie die Finger doppelt sehen. Atmen sie ganz ruhig ein und aus, und behalten Sie während der Übung Ihre entspannte Körperhaltung bei.

Schließen Sie Ihre Augen, und entspannen Sie die Arme und Hände. Atmen Sie tief ein und aus. Öffnen Sie wieder langsam die Augen.

Die Übung aktiviert beide Gehirnhälften und regt das vegetative Nervensystem an. So erreichen Sie einen Zustand innerer Ruhe und Ausgeglichenheit, und beide Augen arbeiten synchron. Sie sehen klarer und schärfer. In Ihrem Körper und auch in Ihren Gedanken entsteht ein Gefühl von Harmonie.

Symbol-Fusion

Setzen Sie sich wieder auf einen Stuhl oder auf den Boden.

Nehmen Sie ein weißes Blatt Papier. Malen Sie darauf in einem Abstand von circa einem halben Zentimeter zwei gleich große Kreise mit einem Durchmesser von etwa einem Zentimeter. Durch einen Kreis ziehen Sie eine waagerechte Linie, durch den anderen eine senkrechte.

Danach halten Sie das Blatt in einem Abstand von circa 30 Zentimetern vor die Augen. Entspannen Sie Ihre Augen, und versuchen Sie, beide Kreise übereinander zu sehen. Richten Sie dabei Ihren Blick auf einen Punkt, der sich etwa in halber Entfernung vor oder hinter dem Blatt befindet. Gelingt Ihnen dies, werden Sie einen Kreis mit einem Kreuz erkennen. Während der Übung bleiben Sie locker, und Sie atmen ruhig. Setzen Sie sich nicht unter Zeitdruck.

Schließen Sie Ihre Augen, und atmen Sie tief ein und wieder aus. Entspannen Sie sich ganz bewusst. Öffnen Sie anschließend langsam die Augen.

Diese Übung regt die Fusionsleistung des Gehirns an und verbessert so das Zusammenwirken beider Gehirnhälften. Der Blick wird klarer, schärfer und konzentrierter. Ihre Wahrnehmung verbessert sich.

Gute Konzentration – neuer Blickwinkel

Bei vielen Menschen erfordern der Alltag und das Arbeitsleben ein Höchstmaß an Aufmerksamkeit und Konzentration. Spätestens dann, wenn man vor dem Kühlschrank steht und seinen Geldbeutel hineinlegen will, merkt man, dass man vor lauter Stress nicht mehr bei der Sache ist. Trifft man in solch einem Zustand eine bekannte Person, weiß aber deren Namen nicht mehr, so kann dies auf Konzentrationsmangel hindeuten. Manche Menschen kommen ins Grübeln und glauben dann, dies seien die ersten Anzeichen einer Alzheimer-Erkrankung. Solche Gedächtnislücken und Konzentrationsprobleme haben aber auch schon Jugendliche. Die häufigsten Gründe für diese Fehlleistung des Gehirns sind Überforderung, Stress oder eben eine Verschlechterung des Sehvermögens.

Je besser man sehen kann, desto klarer und konzentrierter kann man auch denken. Diesen Zusammenhang belegen Forschungsergebnisse eines Teams von Augenärzten und Psychologen, welche die Verbindung zwischen Sehschärfe und Leistungsfähigkeit des Gehirns untersuchten. Ihr Experiment lief folgendermaßen ab: Zwei Studentengruppen sollten schriftliche Testaufgaben lösen. Die Studenten einer Gruppe trugen dabei »Unscharfbrillen«. Diese Gruppe schnitt wesentlich schlechter ab als die Studenten mit einer ungetrübten Sicht. Eine Minderung der Sehschärfe schränkt demnach die geistige Leistungsfähigkeit und die Konzentration schon nach äußerst kurzer Zeit stark ein.*

Ähnliche interessante Erfahrungen konnte ich auch in meinen Augentraining-Seminaren mit Teilnehmern verschiedenen Alters sammeln. Wenige Wochen nach Beginn des Trainings stieg bei unterschiedlichen Personen der Intelligenzquotient an und ihre mentale Leistungsfähigkeit verbesserte sich.

Gutes Sehen ist also für die Konzentration und viele andere Leistungen des Gehirns, wie beispielsweise das Vorstellungsvermögen, das Lernen und die Erinnerung, enorm wichtig. Dauerhafte Bildschirmarbeit führt zu einer starken Verspannung der Augenmuskeln. Die Augen werden müde, häufig sehr trocken, und die Sicht verschlechtert sich. Man ist dann sehr angespannt, gerät unter Stress und macht Fehler. Meistens stellen sich auch Kopfschmerzen, Nervosität und Gereiztheit ein.

Wenn Sie auch in arbeitsintensiven Phasen und stressigen Situationen konzentriert bleiben und eine klare Sicht behalten wollen, kann Sie eine Kombination von Yoga und Augentraining unterstützen. Beides lockert den Körper, verhindert das Starren in eine Richtung und verbessert das Konzentrationsvermö-

---

* Artikel „Gutes Sehen macht schlau" In: BIO. Das Magazin für die Gesundheit von Körper, Geist und Seele. Ausgabe 1/2006, S. 6.

gen. Die Entspannungsübungen sind bei dieser Trainingsmethode von entscheidender Bedeutung. Je besser Sie sich entspannen können, desto weniger besteht die Gefahr, dass Sie Ihren Körper und besonderes Ihre Augen dauerhaft überfordern. Gerade wenn Ihnen während der Arbeit hohe Konzentration und Präzision abverlangt werden, sollten Sie sich möglichst jede Stunde eine kurze Augenpause gönnen.

Dies gilt übrigens auch für längere Autofahrten. Bei hohem Tempo, beispielsweise auf der Autobahn, bekommt man schnell den sogenannten »Tunnelblick«. Dabei verspannen sich der Nacken und die Augenmuskeln extrem stark, man ist gestresst, und die Blutgefäße verengen sich, der Blutdruck steigt, und man verliert den Überblick. Aus diesem Grund sollten Sie auf langen Autofahrten Entspannungspausen einlegen und die angegebenen Übungen sowie das »Palmieren« ausführen. Wenn Sie täglich und regelmäßig kurze Entspannungszeiten einplanen, werden Sie erleben, wie sich Ihre gesamte Vitalität, Ihre Gesundheit und Ihre Sehfähigkeit enorm steigern.

Die Yoga- und Augenübungen ermöglichen es Ihnen, sich schneller und tiefer zu entspannen. Während solch einer Phase kann man innerlich auftanken, und das Gehirn ist danach wieder für neue Aktivitäten bereit. Ein Wechsel von Anspannung und Entspannung wirkt sich auch positiv auf die Leistungsfähigkeit aus. Man kann besser und leichter loslassen und wird schneller mit neuer Energie versorgt.

Sie werden feststellen, wie sich Ihre Konzentrationsfähigkeit und sogar Ihr Erinnerungsvermögen immer mehr verbessern. So haben Sie immer eine klare Sicht und steuern auf dem richtigen Kurs. Erweitern Sie Ihren Horizont. Genießen Sie die Weite, und lassen Sie Ihren Gedanken für einen Moment freien Lauf. Danach gehen Sie wieder frischer und mit strahlenden Augen ans Werk und lösen anstehende Aufgaben.

Übungen für die Konzentration und die Augen

Kamelritt

Eine Beschreibung dieser Übung zur Lockerung der Rückenmuskulatur finden Sie im 5. Kapitel dieses Buches (siehe S. 35).

Schwingen

Stellen Sie sich so hin, dass Ihre Füße etwa schulterbreit auseinander stehen.

Lassen Sie die Arme locker hängen. Beim Einatmen drehen Sie Kopf und Oberkörper aus den Hüften heraus locker und schwungvoll nach links. Beim Ausatmen schwingen Sie auf die gleiche Weise nach rechts. Die locker hängenden Arme folgen dabei Ihren Bewegungen. Zuerst führen Sie die Übung für circa eine Minute mit geschlossenen Augen aus, danach bewegen Sie sich mit geöffneten Augen weiter. Lassen Sie die Umgebung während der Übung an Ihren Augen vorbeigleiten.

Atmen Sie ganz bewusst tief ein und aus. Schließen Sie kurz die Augen, und entspannen Sie bewusst den gesamten Körper.

Die Schwingbewegungen lockern die Hals- und Rückenmuskulatur. So regen Sie die Durchblutung des Körpers an und vertiefen die Atmung. Zudem entspannen Sie die Augenmuskeln, und Ihre Konzentrationsfähigkeit verbessert sich.

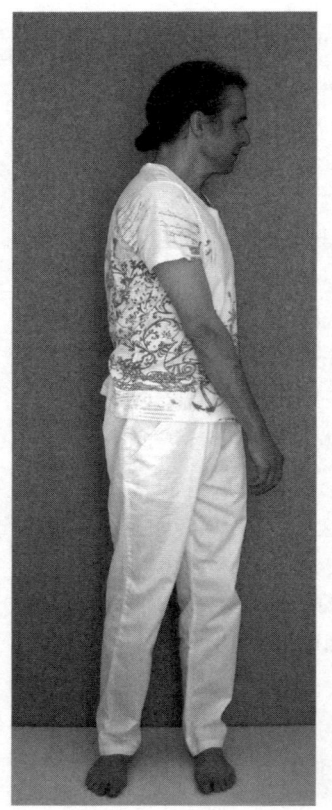

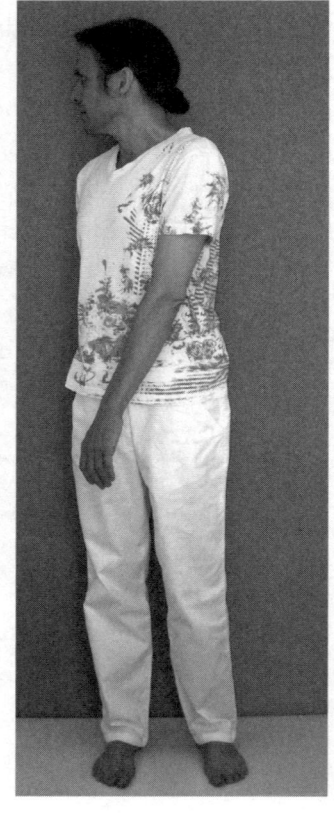

Daumenblick

Setzen Sie sich auf einen Stuhl oder auf den Boden.

Legen Sie Ihre Handflächen vor der Brust zusammen. Die Finger liegen aneinander und die Daumen berühren das Brustbein. Richten Sie Ihren Blick nun auf die Daumen, und halten Sie den Nacken dabei möglichst gerade. Atmen Sie lang und tief, und bleiben Sie entspannt. Halten Sie den Rücken die gesamte Zeit gerade und aufrecht. Die Übungsdauer beträgt zuerst eine Minute und wird dann auf drei Minuten erhöht.

Schließen Sie die Augen. Atmen Sie ganz bewusst tief ein und aus. Entspannen Sie Ihre Hände, und lassen Sie sie locker herabhängen.

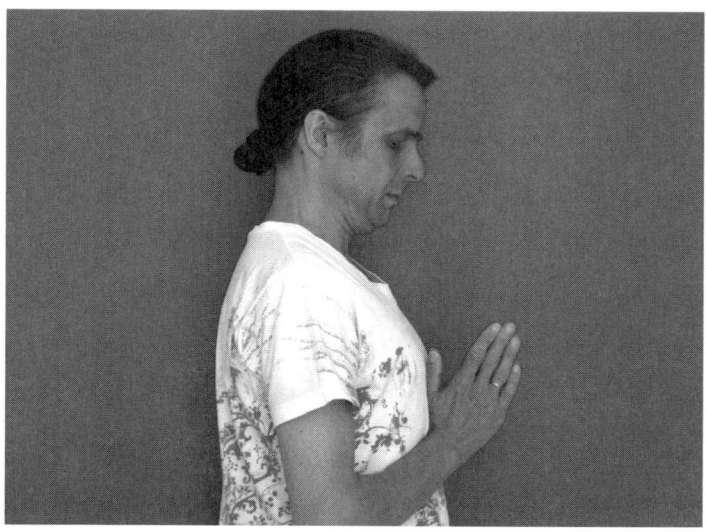

Diese Übung stärkt die Augenmuskulatur. Sie aktiviert den Sehnerv und steigert die Sehfähigkeit. Auch die Gedanken werden ruhiger, und Sie konzentrieren sich wieder auf das Wesentliche.

Finger-Nase

Setzen Sie sich auf einen Stuhl oder auf den Boden.

Halten Sie Ihren rechten Zeigefinger in einem Abstand von ungefähr 30 bis 40 Zentimetern vor die Nase. Die Fingerkuppe zeigt dabei nach oben, und Sie schauen während der gesamten Übung auf die Fingerbeere. Führen Sie nun den Zeigefinger langsam zu Ihrer Nasenspitze, bis er sie berührt. Danach bewegen Sie ihn langsam in die Ausgangsposition zurück. Verfolgen Sie ihn mit beiden Augen, und wiederholen Sie diese Bewegungen für etwa zwei bis drei Minuten. Bleiben Sie ruhig und entspannt, aber konzentrieren Sie sich auf Ihren Finger.

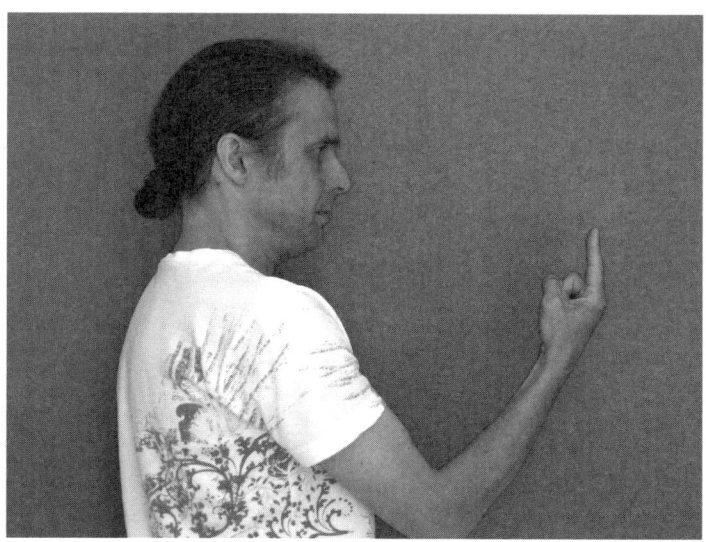

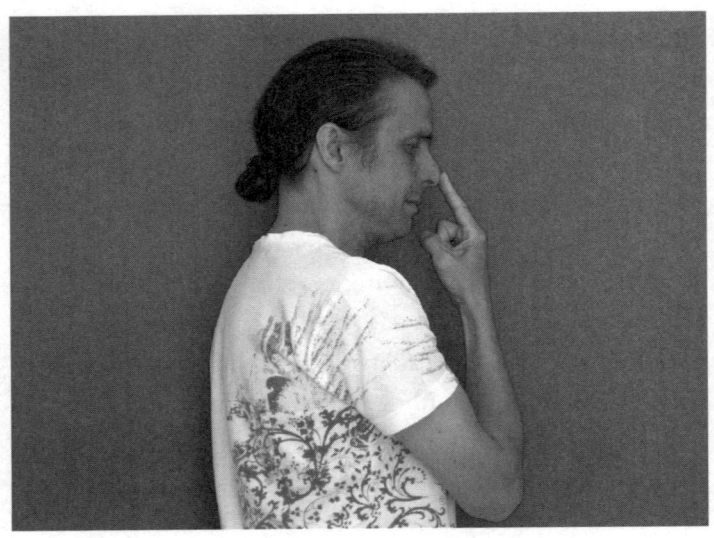

Schließen Sie Ihre Augen, und atmen Sie mehrmals tief ein und aus. Entspannen Sie Ihre Arme, und öffnen Sie langsam wieder Ihre Augen.

Diese Übung unterstützt die Umstellung der Augen von Nah- auf Fernsicht. Die Augen lernen, sich wieder verschiedenen Entfernungen anzupassen und sich »scharf« zu stellen. So stärken Sie die Augenmuskulatur, die Augen sind entspannt und der Blick konzentriert.

Peitschen-Hand

Setzen Sie sich auf einen Stuhl oder auf den Boden.

Legen Sie die linke Handfläche locker auf das rechte Auge und die rechte Handfläche auf das linke Auge. Der rechte Arm sollte dabei über dem linken Arm liegen. Bewegen Sie nun die rechte Hand schnell nach rechts außen, und verfolgen Sie dabei die Linien Ihrer Hand mit Ihrem Blick. Wichtig ist, dass Ihr Kopf sich nicht mitbewegt und die Nase weiterhin nach vorn zeigt. Dann führen Sie die Hand langsam wieder zum Auge zurück und konzentrieren sich auf die Handlinien. Wiederholen Sie diese Bewegungen mehrfach. Während der Übung halten Sie den Nacken gerade und den Rücken aufrecht. Nach ungefähr einer Mi-

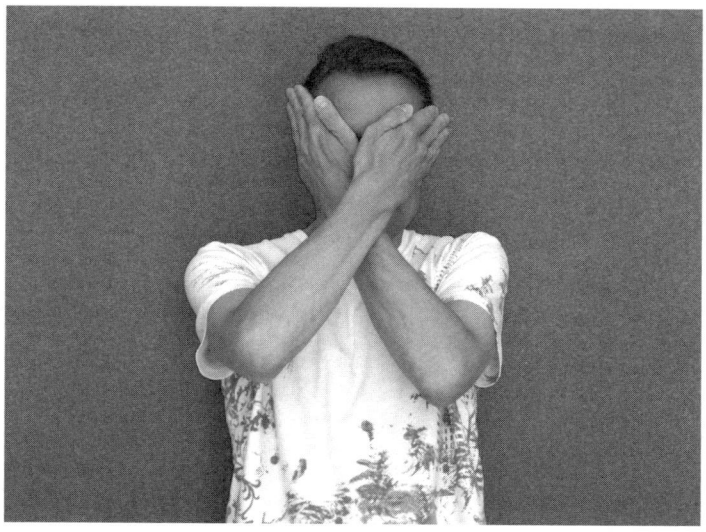

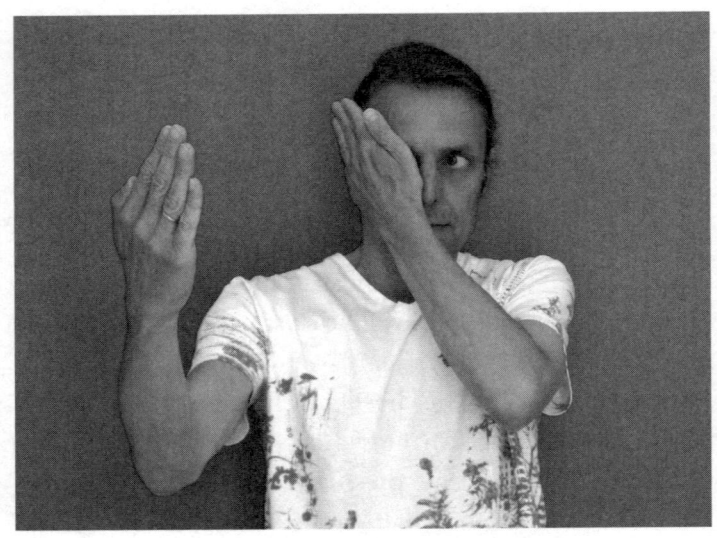

nute wechseln Sie die Armposition, sodass der linke über dem rechten Arm liegt. Nun führen Sie die Übung mit der linken Hand aus.

Bedecken Sie beide Augen mit den Handflächen, und schließen Sie die Augen. Atmen Sie mehrmals bewusst tief ein und aus. Entspannen Sie dann die Arme, und öffnen Sie langsam die Augen.

Diese Übung kräftigt die Augenmuskeln und verbessert die Nah-Fern-Einstellung der Augen. Ihre Konzentrationsfähigkeit und Ihre Sehleistung steigern sich.

Blitzprogramm für müde Augen

Die Augen sind die wichtigsten Sinnesorgane des Menschen. Sie liefern circa 80 Prozent aller Umwelteindrücke, die das Gehirn verarbeitet. Diese Leistungsfähigkeit macht sie aber auch äußerst empfindlich. Das heutige Alltags- und Berufsleben bewirkt eine dauerhafte Überforderung dieser wertvollen Organe.

An einem durchschnittlichen Arbeitstag im Büro werden die Augen durch etwa 12.000 bis 33.000 Kopf- und Blickbewegungen zwischen Bildschirm, Tastatur und Schreibtisch enorm beansprucht. Zudem finden 4.000 bis 17.000 Pupillenreaktionen statt. Viele Menschen klagen dann über müde, brennende, trockene oder gerötete Augen. Die Folge dieser Belastung kann sein, dass die Sicht verschwimmt und eine konzentrierte Arbeit unmöglich wird.

Um sich wieder erholen zu können, benötigen die Augen regelmäßig eine Auszeit. Durch ein Blitztraining kann man sich entspannen und die Augenmuskulatur lockern. So werden die Augen erfrischt, und man sieht wieder klar und deutlich.

Führen Sie die folgenden Übungen während der Arbeit regelmäßig aus. Wenn Sie intensiv am Bildschirm arbeiten, empfiehlt es sich, die Augen stündlich etwa ein bis drei Minuten zu entspannen. Auch bei längerem Lesen, Nähen oder Fernsehen brauchen die Augen eine Erholungsphase. Nach den Übungen sind sie wieder frisch und entspannt.

Palmieren

Reiben Sie Ihre Hände aneinander, bis sie sich warm anfühlen. Danach legen Sie Ihre Handflächen locker über Ihre geschlossenen Augen. Wenn es möglich ist, stützen Sie dabei Ihre Ellenbogen auf einen Tisch. So entspannt sich Ihr Nacken noch besser.

Genießen Sie diesen Moment der Ruhe ganz bewusst. Lassen Sie Ihre Gedanken für einen Moment

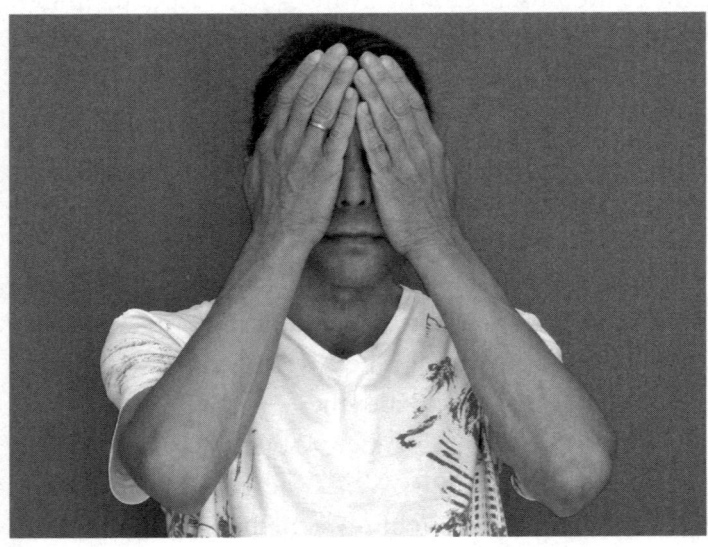

los, und spüren Sie, wie sich Ihre Augen über die Entspannung freuen.

Nach ungefähr einer Minute öffnen Sie langsam die Augen und schauen dann zuerst durch Ihre Finger hindurch. Danach nehmen Sie die Hände von den Augen. Auf diese Weise gewöhnen sich Ihre Augen wieder langsam an das Licht.

Weggucken

Beim Sehen auf kurze Distanzen stellen sich die Augen scharf und die Muskulatur der Augen wird besonders stark angestrengt. Aus diesem Grund lösen Sie, wenn Sie gerade angestrengt etwas in der Nähe fixieren, Ihren Blick und schauen in die Ferne. Blicken Sie aus dem Fenster in den Himmel.

Fixieren Sie keine Gegenstände, sondern lassen Sie Ihren Blick einfach schweifen. Auch Gedanken an die Arbeit, Termine oder Probleme sollten Sie dabei vermeiden. Geben Sie sich dem gelösten Gefühl hin. Genießen Sie es ganz und gar.

Grün suchen

Die Farbe Grün wirkt besonders entspannend auf die Augen. Schauen Sie sich im Büro oder in Ihrem Zuhause um, und suchen Sie mit den Augen alles Grüne. Am besten geeignet sind natürlich grüne Pflanzen.

Lassen Sie Ihren Blick auf dem Grün verweilen, bis wirklich alles, was Sie sehen, nur noch »grün« ist. Die Augen entspannen sich spontan und nehmen so neue Energie auf. Nach der »Grün-Pause« sind Ihre Augen wieder fit und aktiv.

Gähnen

Herzhaftes Gähnen tut gut und erfrischt den ganzen Organismus. Wenn Sie nicht spontan gähnen müssen, dann tun Sie einfach so als ob. Öffnen Sie den Mund, und gähnen Sie mehrmals. So entspannt und lockert sich die gesamte Gesichtsmuskulatur und sogar die Nacken- und Rückenmuskulatur.

Gähnen regt auch die Produktion der Tränenflüssigkeit an und sorgt auf diese Weise für eine bessere Befeuchtung der Augen. Durch das tiefe Luftholen erhält der Körper mehr Sauerstoff, und man fühlt sich wieder lebendig und munter.

Wichtig ist: Unterdrücken Sie das Gähnen niemals, sondern lassen Sie es raus.

Strecken

Zum Abschluss strecken Sie Ihre Arme senkrecht nach oben. Beugen Sie sich ein wenig nach links und anschließend nach rechts. Atmen Sie dabei lang und tief ein und aus. Strecken Sie nochmals ganz bewusst den gesamten Körper, und nehmen Sie danach die Arme wieder nach unten. Dann sagen Sie innerlich oder auch laut: »Meine Augen sind jetzt wieder frisch, und nun geht es aktiv weiter!«

Je öfter Sie dieses kurze Blitzprogramm in Ihren Alltag einbauen, desto mehr kann sich Ihre Sehstärke verbessern. Genauso wie Sie zwischendurch einen Kaffee oder Tee trinken, können Sie immer von Neuem etwas Gutes für die Augen tun. Bleiben Sie dran, und fassen Sie dieses Blitzprogramm immer wieder »ins Auge«!

Ernährung, Kräuter und hilfreiche Tipps für die Augen

Gesunde Kost für die Augen

Vielen Sehstörungen kann man mit einer gesunden Ernährung vorbeugen. Natürlich brauchen Sie nicht ununterbrochen Möhren zu knabbern. Wenn Sie vermehrt zu Obst und Gemüse greifen, dann ist dies ein erster und guter Ansatz. Für eine optimale Versorgung mit Vitaminen und Vitalstoffen sollten Sie täglich fünf Portionen Obst oder Gemüse essen. Eine Portion ist gerade so viel, wie auf einer Ihrer Handflächen Platz hat.

Grünes Gemüse, wie Brokkoli, Wirsing, Spinat oder Erbsen enthält besonders viel Lutein und Zeaxanthin. Diese beiden Stoffe zählen zu den Carotinoiden. Sie unterstützen den Stoffwechsel der Netzhaut, sind für die Farbwahrnehmung sowie das Sehen bei Tageslicht notwendig und schützen die Zellen der Netzhaut. Beide Substanzen gehören zu den sogenannten Radikalfängern. Freie Radikale sind aggressive Substanzen, die beispielsweise durch starke Sonneneinstrahlung oder Umweltverschmutzung entstehen, sich aber auch während des Stoffwechselprozesses im Körper selbst bilden. Die wichtigsten Radikalfänger, welche die

Zellen vor schädigenden Einflüssen schützen, sind die Vitamine A, C und E.

Ein weiterer Stoff, den das Auge benötigt, ist Beta-carotin, eine Vorstufe von Vitamin A. Es kommt in Aprikosen, Karotten, Paprika, Kürbissen und Pfirsichen vor und wirkt sich positiv auf das Hell- und Dunkel-Sehen aus. Ein Mangel an Vitamin A kann Nachtblind-heit hervorrufen, und intensive Arbeit am Bildschirm führt häufig zu einem erhöhten Vitamin-A-Bedarf.

Die Funktion der Augen wird durch die Inhalts-stoffe dunkelblauer und roter Früchte und Gemüse-sorten, wie Heidelbeeren, Holunder, Rote Beete und Rotkohl unterstützt. Die blauen und roten Farbstoffe verbessern den Stoffwechsel im Auge und fördern das Sehen in der Dunkelheit.

Eine Ernährungsweise, bei der Sie vermehrt Vital-stoffe aus Obst und Gemüse zu sich nehmen, kann also nachhaltig Ihren Gesundheitszustand und damit auch die Funktion der Augen verbessern. Wenn Sie den Konsum von tierischem Eiweiß verringern, kann dies die Entwicklung von grauem Star, der Eintrübung der Linse, verhindern. Er entsteht unter anderem durch die Ablagerung von Eiweißmolekülen auf der Linse. Höchstens zweimal wöchentlich Fleisch zu essen oder eine komplett vegetarische Kost sind eine gute Voraus-setzung dafür, die Augen gesund zu erhalten.

Das Element Blei kann zu einer Vielzahl von Vergiftungserscheinungen, wie beispielsweise Blutarmut, dauerhafter Müdigkeit und Leberschwellung, führen und eine Verschlechterung der Sehkraft verursachen. Besonders hohe Bleibelastungen findet man in der Leber von Zuchttieren, beispielsweise von Rindern und Schweinen, und in Pilzen. Vermeiden Sie deshalb den Genuss von Leber.

Auch das Vitamin B6 fördert die Sehkraft. Ein Vitamin-B6-Mangel kann zu einer Infektanfälligkeit des Körpers, zu Konzentrationsschwäche und fortschreitender Sehschwäche führen. Dieses Vitamin ist in tierischen und pflanzlichen Lebensmitteln vorhanden. Das tierische Vitamin B6 wird beim Kochen und Braten bis zu 70 Prozent zerstört, während das pflanzliche Vitamin B6 ausgesprochen hitzebeständig ist. Nahrungsmittel mit einem hohen Anteil an Vitamin B6 sind Avocados, Bananen, Sojabohnen, Kartoffeln, Schnittlauch, Sesam und Walnüsse. Dieses Vitamin verbessert nicht nur die Sehschärfe, sondern auch die Stimmung und verleiht ein strahlendes Aussehen!

Das Element Zink schützt den Körper vor Infektionen und unterstützt die Hell- und Dunkel-Anpassung der Augen. Es sorgt dafür, dass das für den Sehvorgang wichtige Vitamin A zur Netzhaut transportiert wird. Eine hohe Zinkkonzentration findet man in Haferflocken, Käse, Austern, Hülsenfrüchten, Cashewnüssen, Mohn und Sesam.

Neueste Untersuchungen haben gezeigt, dass Omega-3-Fettsäuren das Sehorgan entlasten. Besonders das Öl aus der Perilla-Pflanze, auch Sesamblatt oder Schwarznessel genannt, optimiert die Nährstoffversorgung der Sehzellen. Die haarfeinen Mikrogefäße, die das Auge versorgen, werden besser durchblutet. Omega-3-Fettsäuren schützen die Blutgefäße vor schädlichen Ablagerungen, wie Harnsäure oder Cholesterin. Dies garantiert eine optimale Ernährung der Netzhaut.

Sie sehen also, dass kleine, aber gezielte Veränderungen der Ernährungsweise wahre Wunder für Ihre Augen bewirken können. Denken Sie dabei immer daran: Das Auge isst mit!

Heilende Kräuter für die Augen

Der Volksmund sagt: »Für alles ist ein Kraut gewachsen.« Auch die Funktion der Augen kann durch Kräuter unterstützt werden. Das Trinken spezieller Tees und auch äußere Anwendungen sind hilfreich, wenn Sie Ihren Augen regelmäßig eine Wellness-Kur gönnen wollen. Zahlreiche Alterungsprozesse im Körper lassen sich durch die Einnahme von pflanzlichen Heilmitteln verzögern. In den momentan so beliebten Anti-Aging-

Programmen kommen die Augen meist zu kurz. Man stärkt die Muskeln, verbessert den Kreislauf und vertieft die Atmung. Aber auch die Augen benötigen eine ständige Pflege, damit man nicht in »Sehnot« gerät und immer einen guten Überblick behält.

Rose

Von Hildegard von Bingen stammt folgender Rat: »Die Ros ist kalt, und diese Kälte hat eine nützliche Mischung in sich. Am frühen Morgen oder wenn der Tag schon angebrochen ist, nimm ein Rosenblatt, lege es auf deine Augen. Es zieht den Saft, das ist das Triefen, heraus und macht sie klar.«[*]

Auch ein Augenbad mit Rosenessenzen ist sehr angenehm. Rosenwasser, Aqua rosae, ist ganzjährig in der Apotheke erhältlich. Man gibt etwas Rosenwasser auf ein kleines Tuch und trägt es so auf die Augenlider auf.

Augentrost

Augentrost blüht im Spätsommer und im Herbst. Er wächst auf Wiesen, in Wäldern oder an Berghängen und ist in jeder Apotheke erhältlich. Das Kraut kann zur inneren und äußeren Anwendung genutzt werden. Es hilft bei Bindehautentzündung, bei einer Verletzung des Auges und bei vielen Formen von Sehstörungen.

---

[*] Petra Hirscher: Heilen und Kochen mit Hildegard von Bingen. Naturheilkunde aus dem Kloster. München 2004. S. 77.

Zubereitung des Tees: Geben Sie einen Esslöffel Augentrost auf einen halben Liter Wasser, und lassen Sie dies zehn Minuten kochen. Anschließend gießen Sie den Sud durch ein Sieb oder ein Baumwolltuch ab. Der Tee wird unverdünnt auf ein Leinen- oder Baumwolltuch gegeben, das als Umschlag für die Augen verwendet wird. Sie können den Tee auch für die innere Anwendung nutzen und mehrmals täglich eine Tasse Augentrosttee genießen.

Fenchel

Auch ein Tee aus Fenchelsamen ist eine besondere Wohltat für die Augen.

Zubereitung des Tees: Zerstoßen Sie einen Teelöffel Fenchelsamen leicht mit dem Mörser, geben Sie sie in einen Becher, und übergießen Sie sie mit heißem Wasser. Bedecken Sie den Becher, damit die ätherischen Öle aufgefangen werden, und lassen Sie den Tee etwa zehn Minuten ziehen. Nun können Sie ihn trinken oder für eine Augenkompresse verwenden. Fencheltee stärkt nicht nur die Augen, sondern auch das Verdauungssystem. Es schadet Ihnen nicht, wenn Sie täglich zwei bis drei Tassen Fencheltee trinken.

Kuhschelle

Bereits im Mittelalter wurde diese Pflanze bei Funktionsstörungen des Auges zur Heilungsförderung eingesetzt. Die herkömmliche medizinische Therapie bei Erkrankungen des inneren Auges oder der Netzhaut, wie grauem oder grünem Star, wird mit diesem Kraut unterstützt. Als grauen Star bezeichnet man die Eintrübung der Linse. Grüner Star, eine Erkrankung des Sehnervs, entsteht durch einen erhöhten Augeninnendruck.

Zubereitung des Tees: Geben Sie einen Teelöffel der Teeblätter in einen Becher, und übergießen Sie ihn mit kochendem Wasser. Lassen Sie den Tee zehn Minuten zugedeckt ziehen. Dieser Tee sollte portionsweise über den Tag verteilt getrunken werden.

Sämtliche beschriebenen Tees können die Heilung verschiedener Augenerkrankungen fördern, ersetzen aber keinen Arztbesuch. Deshalb ist es wichtig, dass Sie jeden Tee nur kurmäßig für circa drei Monate anwenden. Anschließend benötigt der Körper eine zwei- bis dreiwöchige Pause.

Dauern bestimmte Beschwerden oder Sehstörungen über längere Zeit an, sollten Sie auf jeden Fall einen Augenarzt konsultieren.

Hilfreiche Tipps für die Augen

Die meisten hier beschriebenen Tipps stammen von dem Yogameister Yogi Bhajan, der erfolgreich in den USA und in Europa gelehrt hat.

Morgendusche für die Augen

Beginnen Sie den Tag damit, Ihre Augen mit kaltem Wasser zu waschen. Nach einer kurzen Eingewöhnungszeit von wenigen Tagen werden Sie sicher schon in der Lage sein, sich kaltes Wasser in die geöffneten Augen zu spritzen. Dies kann viele Augenstörungen verhindern, die Augen aktivieren und die Durchblutung fördern. In der Apotheke erhalten Sie auch Augenbadegläser, die Sie mit kaltem Wasser füllen können.

Das Bürsten der Zunge

Morgens und abends nach dem Zähneputzen sollten Sie Ihre Zunge bürsten, denn dies unterstützt die Befeuchtung der Augen. Ab dem 45. Lebensjahr werden die Augen oft nur dadurch schlechter, dass die Produktion von Tränenflüssigkeit abnimmt und die Tränenkanäle trocken werden. Wenn die Augen gut befeuchtet bleiben, kann dies grauem und grünem Star vorbeugen helfen.

Warmes Wasser am Morgen

Trinken Sie regelmäßig gleich nach dem Aufstehen ein Glas warmes Wasser. Damit regen Sie die Funktion Ihrer Nieren an und versorgen Ihre Augen so mit mehr Flüssigkeit. Einmal wöchentlich nehmen Sie morgens auf nüchternen Magen einen Liter warmes Wasser zu sich. Ihre Nieren werden dann besonders gut durchgespült. Da Augen und Nieren nach der chinesischen Medizin in direktem Zusammenhang stehen, können so Probleme mit der Sehkraft verringert werden.

Ein besonderer Augensaft

Die folgende Kombination von Gemüsen und Kräutern unterstützt die Heilung bei jeder Art von Augenstörung: Geben Sie drei bis vier Karotten, ein großes Stück Sellerie, Zichorien und Petersilie in einen Entsafter. Frisch gepresst ist dieser Saft am wirkungsvollsten. Trinken Sie täglich ein Glas davon.

Gerötete und entzündete Augen

Geben Sie eine Scheibe rohe Kartoffel zwischen zwei kleine Baumwolltücher oder Verbandsmull. Legen Sie diese auf Ihre Augen. Wenn die Kartoffel ausgetrocknet ist, nehmen Sie einfach eine frische Scheibe.

Yogische Ernährung für die Augen

Essen Sie regelmäßig drei bis vier geschälte Mandeln am Tag. So stärken Sie den gesamten Organismus und somit auch die Augen. Um Ihre Sehstärke zu verbessern, essen Sie täglich ein bis drei reife Mangos. Trinken Sie regelmäßig Zwiebelsaft. Dazu schneiden Sie eine Zwiebel klein und kochen sie für zehn Minuten mit etwas Wasser. Den Zwiebelsaft mischen Sie einfach mit Pfefferminztee.

Edelsteine und die Augen

Der Ausdruck »Deine Augen funkeln wie Diamanten« verweist auf die besondere Kraft von Edelsteinen. Die Heilkundigen zur Zeit der ägyptischen Pharaonen, der griechische Arzt Hippokrates und auch der mittelalterliche Mediziner und Philosoph Paracelsus waren davon überzeugt, dass Edelsteine positive Wirkungen auf die Gesundheit haben. Die Kraft der Edelsteine versorgt die Augen mit positiver Energie und wirkt entspannend. Die speziellen Farben wirken heilend auf die Sinneszellen ein. Einige Edelsteine tragen den Bezug zum Auge sogar im Namen.

Achat

Der Achat unterstützt die Regeneration des Auges, entspannt die Augenmuskulatur und stärkt die Sehkraft. Der Augenachat wirkt positiv auf die Augen, die Augenmuskeln und die Sehkraft. Er kann die Heilung von Augenerkrankungen fördern.

Augenjaspis

Er stärkt die Augenmuskeln sowie sämtliche Funktionen des Auges und verbessert die Sehkraft nachhaltig.

Beryll

Der Beryll stärkt die Funktionen des Auges. Er wirkt besonders positiv auf die Linse und die Netzhaut.

Falkenauge

Dieser Edelstein verbessert die Sehstärke und beeinflusst die Kurz- und Weitsichtigkeit positiv.

Libysches Glas

Es durfte wegen seiner Besonderheit in Ägypten nur von den Pharaonen benutzt werden. Lybisches Glas stärkt die Sehkraft und verbessert auch den geistigen Überblick.

Silberauge

Das Silberauge regt die Funktionen der Augen an. Es wirkt aktivierend und versorgt die Augen mit neuer Energie.

Sie können die Heilkraft der Steine durch direkten Kontakt nutzen oder ein spezielles Heilwasser herstellen:

Smaragd-Wasser

Legen Sie einen Smaragd für einen Tag in ein Glas mit reinem Quellwasser. Dieses Wasser verwenden Sie anschließend für Augenumschläge. So stärken Sie Ihre Sehschärfe und verbessern zudem die geistige Einsicht.

Sofern Sie Edelstein-Scheiben oder kleine Heilsteine erhalten, können Sie diese auch direkt auf die geschlossenen Augen legen. Wenn dies nicht möglich ist, tragen Sie den entsprechenden Stein einfach mit sich, beispielweise in der Hosentasche oder als Anhänger an einer Halskette. Die heilende Wirkung entfaltet sich auch auf diese Weise. Vielleicht werden auch Ihre Augen wie Edelsteine funkeln, und ein ganz besonderes Leuchten wird von Ihnen ausgehen.

Jetzt habe ich den Durchblick – Augen und Psyche

»Aus den Augen, aus dem Sinn«, »auf jemanden ein Auge werfen«, »etwas in Augenschein nehmen« oder ein Zitat von Johann Wolfgang von Goethe: »Wär nicht das Auge sonnenhaft, wie könnten wir das Licht erblicken …«.* Diese Redensarten geben schon einen ersten Eindruck davon, dass das Sehorgan des Menschen noch für weit mehr stehen kann als für die bloße Optik.

Was oder wer lenkt unsere Aufmerksamkeit – und wohin? Wie funktioniert das Sehen? Bin »ich« der Sehende, oder erzeugt das Auge nur ein Bild, das meinem Gehirn »vorgegaukelt« wird? Mit welchem Organ geschieht es eigentlich: mit den Augen oder mit dem Sehzentrum im Gehirn? Die Augen funktionieren natürlich den ganzen Tag und fixieren Objekte: mal direkt, mal suchend, sehr häufig aber auch unbewusst. Doch wer ist der Produzent und Schöpfer dieser ganzen bewussten und unbewussten Bildergalerie?

Es steht Ihnen mittlerweile klar vor Augen, dass Ihr Bewusstsein der Lenker des Geschehens ist. Manche Gehirnforscher meinen sogar, dass man nur das sieht,

---

* Johann Wolfgang von Goethe: Einleitung zur Farbenlehre. URL: http://www.wissen–im–netz.info/literatur/goethe/farbenlehre/1-einleitung.htm (13.03.2008).

was man sehen will. Die Wahrnehmung wird stark von den Interessen, Vorkenntnissen oder auch davon bestimmt, was im jeweiligen Augenblick wirklich wichtig ist.

Man nimmt meistens nur Informationen auf, die auf der persönlichen Ebene wichtig erscheinen. Und so blendet man unwichtige Bilder aus, nimmt sie nicht wahr oder lässt sie unbewusst an sich vorbeiziehen. Kommt Ihnen folgender Dialog bekannt vor? »Hast du den schönen Baum nicht gesehen?« – »Welchen Baum? Ich war gerade innerlich ganz woanders! Ich habe nur diese schöne Kirche gesehen.«

Die Psyche des Menschen beeinflusst die Art des Sehens noch auf eine andere Weise. Der Wechsel der Gefühle wirkt sich nicht nur auf die Muskulatur und den Gesichtsausdruck, sondern auch auf die Augenmuskulatur und die Sehfähigkeit aus. Die Gefühlswelt steuert so den Blickwinkel und die Sichtweise des Menschen. Da sich Gefühle schlagartig verändern können, hat dies auch Auswirkungen auf die Art des Sehens.

Beginnt man zu weinen, sieht man alles verschwommen und undeutlich. Doch nachdem die Tränen versiegt sind, ist die Sicht meist klarer als zuvor. Ein weiteres Beispiel für die Einwirkung der Gefühle ist der Wutausbruch. Man sieht »rot«, reißt die Augen auf und brüllt möglicherweise los wie ein Löwe. Die

Sicht ist dabei extrem klar, und der Blick fixiert das Opfer. Gerät man dann in Raserei, so verschwimmt die Sicht, man ist unkonzentriert und hat eine gestörte Wahrnehmung.

Natürlich ist man weder ständig traurig noch andauernd wütend. Aber innere Anspannung, Ängste oder Stress beeinflussen den gesamten Körper und somit auch die Augen. Bei vielen gesundheitlichen Störungen geht selbst die Schulmedizin mittlerweile davon aus, dass sie psychosomatisch sind. Etwa 80 Prozent aller Erkrankungen gelten als stressbedingt. Die Beeinflussung des Körpers durch Stimmungen und Gefühle hat jeder schon an sich selbst erlebt. Eine positive oder negative Verfassung hat Auswirkungen auf die Muskulatur, die Körperhaltung, den gesamten Organismus und auch auf die Augen.

Es gibt einige grundlegende Persönlichkeitsanteile, welche die Art und Weise des Sehens stark beeinflussen. Die Gedanken- und Gefühlsmuster, mit denen man die Welt und seine Mitmenschen betrachtet und beurteilt, wirken sich bis auf die Augenmuskulatur aus. Diese psychischen Muster entstehen häufig in der Kindheit und führen zu einer Veränderung der Sehschärfe.

Die Kräftigung oder Entspannung der Augenmuskeln, die Sie durch ein gezieltes Training erreichen können, sorgt wiederum für eine Verbesserung der

Sehfähigkeit. Gleichzeitig wirkt sich das veränderte Sehen auf die Gedanken- und Gefühlsmuster aus und bringt häufig verdrängte Gefühle und Kindheitserfahrungen neu ins Bewusstsein.

Nach jahrelanger Beobachtung von Teilnehmern meiner Augentraining-Seminare, erkenne ich einen klaren Bezug zwischen der psychischen Grundhaltung eines Menschen und dessen Art der Fehlsichtigkeit. Viele Menschen sagen: »Ich kann den Gegenstand nicht sehen, alles verschwimmt vor meinen Augen. Ich sehe unscharf.« Oder: »Ich kann nur auf weite Entfernung oder direkt vor meiner Nase klar und deutlich etwas erkennen.« Diese unterschiedlichen Feststellungen führen dann scheinbar folgerichtig dazu, dass man zur entsprechenden Sehhilfe greift. Bei anderen körperlichen Störungen wird man vor die Frage gestellt: »Wie ist es dazu gekommen? Gab es vielleicht einen Auslöser, eine Situation oder besondere Umstände, die zum Ausbruch der Krankheit geführt haben?«

Bei vielen Gesundheitsstörungen stößt man bei der Suche nach Symptomen auf eine oder mehrere Stresssituationen, die manchmal bis zu sechs Monate zurückliegen können. Auch die Augen reagieren auf die verschiedenen Veränderungen der Lebensumstände. Viele meiner Seminarteilnehmer haben durch von mir weiterentwickelte, psychologische Erkenntnisverfahren den genauen Beginn ihrer Sehschwäche herausgefunden. Das Interessante dabei ist, dass die Entdeckung des Auslösers oft eine Verbesserung der Sehfähigkeit bewirkt.

Eine Teilnehmerin entdeckte, dass sie seit frühester Kindheit dazu erzogen wurde, Wut und Zorn zu unterdrücken. Nachdem sie gelernt hatte, ihre Wut wieder zu spüren und zuzulassen und in bestimmten Lebenssituationen ihr Recht einzufordern, wirkte sich dies auch positiv auf ihre Augenmuskeln und ihre Sehstärke aus. Einem anderen Kursteilnehmer wurde klar, dass seine Kurzsichtigkeit in dem Moment begann, als er in die Schule kam. Da er wenig Interesse am Unterricht hatte, sagte er immer, dass er die Buchstaben an der Tafel nicht sehen könnte. Drei Monate später bekam er seine erste Brille.

Es gibt einige psychische Grundzüge, die bei bestimmten Formen von Augenstörungen vorkommen. Die zwei zentralen Fragen lauten: »Was will ich nicht sehen?«, und: »Wozu ist es gut, dass ich bei bestimmten Entfernungen unscharf sehe?« Beide Fragen sprengen natürlich die gängigen medizinischen Kenntnisse, die man über die Ursachen von Augenstörungen gewonnen hat. Bei genauer Betrachtung der psychischen Zusammenhänge werden Sie aber einen ganz neuen »Durchblick« erlangen, und manches wird Ihnen dann

»wie Schuppen von den Augen« fallen. Betrachten wir die am weitesten verbreiteten Augenprobleme: die Kurz- und die Weitsichtigkeit.

Kurzsichtigkeit

Sie sind kurzsichtig? Irgendwann, häufig schon in der frühen Kindheit, haben Sie bemerkt, dass Sie Objekte, die sich in einiger Entfernung befanden, nicht scharf sahen. Sie haben wahrscheinlich auch Probleme, Kleingedrucktes gut zu lesen. Spätestens bei der Augenuntersuchung für die Führerscheinprüfung wird vielen Menschen klar, dass sie kurzsichtig sind.

Augenärzte und Optiker werden zu Rate gezogen. »Da kann man leider nichts machen. Sie müssen eine Brille tragen, ab heute bis an Ihr Lebensende. Tragen Sie bitte immer die Brille, sonst verschlechtern sich Ihre Augen.« Diese oder ähnliche Aussagen veranlassen den Betroffenen, den Zustand der Kurzsichtigkeit zu akzeptieren. Man glaubt, was die Fachleute sagen, und fügt sich in den anscheinend unveränderlichen Zustand der Augen.

Mithilfe einer Brille können Sie natürlich vorerst besser sehen. Sie bewirkt zwar, dass mehr Lichtstrahlen in Ihre Sehgrube fallen, aber gleichzeitig erreicht weniger Licht Ihre gesamte Netzhaut. So verschlechtert sich auf lange Sicht Ihre Sehfähigkeit, denn Sie engen Ihre Augen quasi ein. Sie benötigen über die Jahre eine immer stärkere Brille.

Wie Sie bereits in diesem Buch erfahren konnten, lässt sich Ihre Sehfähigkeit durch Übungen verbessern. Sie können aber noch mehr bewirken. Bei kurzsichtigen Menschen findet man fast immer einen verlängerten Augapfel, der durch verspannte Augenmuskeln hervorgerufen wird. Kurzsichtige Personen neigen zu einer Verspannung der Nackenmuskulatur.

Kurzsichtigkeit bedeutet, dass man weniger »in die Weite blicken« kann, wodurch auch das Verhalten häufig eingeengt ist. Dies äußert sich oft in einer Überbetonung des rationalen Denkens. Kurzsichtige Menschen brauchen für alles eine Erklärung und müssen immer alles verstehen. Eine eingeengte Sichtweise, wenig Weitblick – auch im übertragenen Sinne – und eine verspannte Sicht gehören mit zum Krankheitsbild der Kurzsichtigkeit.

Also, was wollen Sie als kurzsichtiger Menschen eventuell nicht sehen?

Sie wollen das, was in der Ferne liegt, nicht sehen. Wenn Sie die Grenzen des rationalen Verstandes überschreiten, werden Sie unruhig. Es fällt Ihnen meist schwer, sich auf Gefühle einzulassen. Sie kümmern sich viel um Dinge, Aufgaben und Tätigkeiten, die nahe vor Ihnen liegen. Häufig dreht sich alles nur um Sie, und Ihre Innenwahrnehmung ist Ihnen viel wichtiger als die Außenwelt. Sie besitzen einen gesunden, aber manchmal zu stark ausgeprägten Egoismus. Weil Sie Ihr Leben eher kurz und eng sehen, neigen Sie zum Perfektionismus. Es fehlt an einer gewissen Lockerheit mit sich selbst und im Umgang mit dem Leben.

Für kurzsichtige Menschen ist es besonders wichtig, sich zu entspannen. »Palmieren« Sie in regelmäßigen Abständen, und erlernen Sie die Kunst des Loslassens. Schauen Sie einfach in die Ferne, und genießen Sie es, dass Ihr Blick nichts fixieren muss. Lassen Sie die Gedanken für eine Weile an sich vorbeiziehen. Wenn ein Gedanke kommt, lassen Sie ihn da sein. Schicken Sie ihn aber jedes Mal bewusst weiter, bis sich alle Gedanken immer weiter von Ihnen fortbewegen, wie die Wolken am Himmel. Genießen Sie den Moment der Ruhe und Entspannung.

Wie war es in der Ferne? Je öfter Sie diese kleine Übung machen, desto leichter fällt es Ihnen, loszulassen. Die Fähigkeit des Loslassens erlangen und verbessern Sie durch regelmäßiges Üben. Unternehmen Sie auch vermehrt Dinge, die Ihnen Spaß machen, und lassen Sie einfach mal »fünfe gerade sein«. Je häufiger Sie üben, sich bewusst zu entspannen und loszulassen, desto mehr werden sich Ihre Augen verbessern.

Wozu ist es gut, dass Sie kurzsichtig sind? Gibt es einen Vorteil, den Sie aus Ihrer Kurzsichtigkeit ziehen könnten?

Auf den ersten Blick erscheinen beide Fragen absurd, denn wer findet es schon gut, kurzsichtig zu sein? Doch wenn Sie einmal die Brille ablegen und den verschwommenen Blick zulassen, dann wird die Sache schon etwas klarer. Sie sehen tatsächlich nicht, was genau um Sie herum geschieht. Sie können in Ihrer Welt bleiben, und Ihr Gegenüber verschwimmt in unscharfem Nebel. So bleiben Sie ganz bei sich, sind geschützt und abgegrenzt.

Um wirklich scharf sehen zu können, müssten Sie an etwas ganz nah herangehen oder intensive Nähe zu einer Person aufbauen. Für Sie hängt Nähe aber mit einem Verlust von Kontrolle zusammen, und schon wird Ihnen die ganze Sache unheimlich. Wer weiß, was bei so viel Nähe und so vielen Gefühlen alles passieren könnte. Also sind Sie lieber vorsichtig und setzen Ihre Brille schnell wieder auf die Nase. Jetzt ist der Blick wieder klar, und Sie haben alles, auch sich selbst, wieder im Griff.

Wenn Sie kurzsichtig sind, ist es wichtig, dass Sie Ihre Gefühle besser kennen lernen und sich häufiger auf sie einlassen. Dies erreichen Sie durch Körperübungen, wie beispielsweise Yoga, oder auch durch künstlerische Tätigkeiten, wie Malen oder Töpfern.

Beschreiten Sie neue Pfade, auch wenn Sie sich dabei zunächst unsicher fühlen. Schalten Sie öfter einmal »auf Sparflamme«, und lassen Sie Ihr Herz sprechen. So lernen Sie Ihr wahres Selbst besser kennen, und Ihre Augen werden es Ihnen danken.

Weitsichtigkeit

Diese Sehstörung tritt meistens mit zunehmendem Alter auf. Sie sehen alle Objekte, die sich in einiger Entfernung befinden, klar und deutlich. Wollen Sie aber ein Buch lesen und halten es in einem normalen Abstand vor Ihre Augen, verschwimmt die Schrift. Der Grund hierfür ist, dass die Augenmuskeln erschlafft sind und die Glaskörper ihre runde Form beibehalten.

Die Fixierung auf die Ferne besitzt evolutionäre Wurzeln. Bereits die Vorfahren des modernen Menschen mussten im alltäglichen Überlebenskampf wachsam sein. Sie benötigten scharfe Augen, um mögliche Feinde rechtzeitig zu erspähen. Der Blick des Wächters schweift in die Ferne. Dort sieht und beobachtet er seine Umgebung sehr genau. Doch was in seiner unmittelbaren Nähe geschieht, das hat er nicht im Blick. Die Fernsicht verhindert die Konzentration auf das Naheliegende.

Weitsichtigkeit ist verbunden mit dem Blick in die Zukunft, mit Visionen und einer größeren Toleranz sich selbst und seinen Mitmenschen gegenüber. So verbessert sich auch die Intuition, weil das rationale Denken nicht im Vordergrund steht. Weitsichtige Menschen sind häufig unfähig, auf den Punkt zu kommen und schnelle Entscheidungen zu treffen. Die Dinge liegen noch in weiter Ferne. Manchmal mangelt es Ihnen an Genauigkeit und einer klaren Ordnung.

Was wollen Sie als weitsichtiger Mensch nicht sehen?
Sie wollen das, was direkt vor Ihnen liegt, was jetzt und heute entschieden und getan werden muss, nicht sehen. Ihre Gedanken und Ihr Blick sind so sehr in die Ferne beziehungsweise in die Zukunft gerichtet, dass Ihnen die Gegenwart oftmals eher lästig erscheint. Der Alltag mit seinen kleinen Problemen stört den Weitsichtigen bei seinen Zukunftsträumen.

Wenn Sie weitsichtig sind beziehungsweise Ihnen das Beschriebene bekannt vorkommt, hilft Ihnen jede Art von Konzentrationsübung. Von Meditation bis hin zum beliebten Kreuzworträtsel sind Ihrer Fantasie dabei keine Grenzen gesetzt. Machen Sie auch die einfachen Dinge des Lebens, beispielsweise das Zähneputzen, ganz genau und konzentriert.

Wozu ist es gut, dass Sie weitsichtig sind?

Sie können von der Zukunft träumen, müssen sich auf nichts wirklich einlassen und sind völlig losgelöst. Der Alltag muss warten, während Sie in die Ferne schweifen. Auch Ihr Verhalten spiegelt wider, dass Sie Ihren Blick stärker in die Ferne richten. So vermeiden Sie es, sich auf Emotionen, besonders negative Gefühle wie Wut und Aggression, einzulassen. Wenn man aggressiv ist, befindet man sich in einem sehr präsenten Zustand. Man handelt direkt und ist äußerst angreifbar.

Erlauben Sie sich eine angemessene Portion an positiver Aggressivität. Ein Karatetraining ist eine gute Möglichkeit, mit diesen Gefühlen in Kontakt zu treten. So richten Sie Ihren Blick wieder verstärkt auf die Gegenwart, und Sie können vor Ihnen liegende Aufgaben schneller erledigen. Sagen Sie sich: »Ich will es, und ich will es jetzt«, anstatt: »Schauen wir mal, was die Zukunft bringt.« Ein bisschen Wut tut gut.

Meditieren hilft Ihnen, Ihren Blick nach innen zu richten und sich selbst und Ihre Gefühle besser zu verstehen. Es stärkt zudem Ihre Konzentrationsfähigkeit, und Sie erkennen, was für Sie im Leben wirklich wichtig ist. Suchen Sie bewusst die Nähe zu anderen Menschen, kommen Sie aus Ihrem »Wolkenkuckucksheim« heraus, und genießen Sie das volle Leben. Blicken Sie wachsam in die Ferne wie ein Wächter, aber verlieren Sie dabei nie Ihre unmittelbare Nähe aus den

Augen, damit Ihnen nicht plötzlich der Boden unter den Füßen weggezogen wird.

Sie erkennen nun, dass die Beschäftigung mit den psychischen Hintergründen einer Fehlsichtigkeit Ihnen die Möglichkeit verschafft, Ihre Sehfähigkeit auch auf einer anderen Ebene zu verbessern. Denn etwas »richtig« zu sehen bedeutet auch, etwas bewusst zu erkennen. Man sieht es dann oft aus einem ganz anderen Blickwinkel. Die Augenübungen in diesem Buch unterstützen Sie dabei, Ihre Sehkraft zu verbessern und mit mehr »Durchblick« durchs Leben zu gehen. »Die Liebe macht blind« sagt der Volksmund. Aber sie kann auch sehend machen und schon vielen Menschen hat sie die Augen für etwas Neues geöffnet.

Besser sehen mit dem Dritten Auge

Das sogenannte Dritte Auge steht in Zusammenhang mit dem inneren Sehen, welches das äußere Sehen enorm beeinflusst. Im Buddhismus und Hinduismus ist es das Symbol für die Erleuchtung. In der östlichen Tradition deutet man diesen Zustand äußerlich auch durch eine Farbmarkierung auf der Stirn des Menschen an. Früher gab es Versuche, das Dritte Auge auch physisch zu entdecken. Oft meißelte man sogar ein Loch in die Mitte der Stirn, was natürlich zu keinem positiven Resultat führte, denn das Energiezentrum ist von feinstofflicher Art.

Auch im Westen kennt man ein übersinnliches Sehen, beispielsweise als Zweites Gesicht oder Hellsichtigkeit. Fälschlicherweise wurde diese Art des Sehens meist als Wahrsagerei abqualifiziert.

Das Dritte Auge steht im Wesentlichen für die Fähigkeit eines Menschen, mehr wahrzunehmen als nur die Dinge, die in der sichtbaren Welt zu sehen sind, beispielsweise auch Bilder aus der Vergangenheit, Gegenwart und Zukunft. Die Augen liefern uns das Abbild der äußeren Wirklichkeit, des äußeren Lichts, während das Dritte Auge den Blick nach innen wendet. Es eröffnet die Möglichkeit, das innere Licht zu sehen und das Bewusstsein zu erleuchten. Diese Erleuchtung wird häufig religiös ausgedrückt. So findet man auch in einer Sure des Korans einen Verweis auf das Dritte Auge, das »Basiret«, durch das man das Licht Gottes erblicken kann.

Im Yoga heißt dieses Energiezentrum »Ajna«. Ins Deutsche übersetzt bedeutet dieses Sanskritwort etwa »Kommando«, »Leitung« oder auch »Beherrschung«. Das Dritte Auge führt zu einer Beherrschung der inneren geistigen und der äußeren materiellen Welt. Ein Zeichen der materiellen Welt ist die Dualität. Jedes Mal, wenn der Verstand zu etwas »Ja« sagt, bedeutet dies auch automatisch »Nein«. Zum Licht gehört die Dunkelheit, oben bedingt unten, man kann nur Trauer empfinden, wenn man die Freude kennt. Man sagt auch zu einem Menschen, der »engstirnig« denkt, für ihn gebe es nur schwarz oder weiß.

Das Dritte Auge aber führt zu einer »weitstirnigen« Lebensweise. Es verleiht innere Tiefe, beleuchtet die feinstoffliche Welt und vermittelt die übersinnliche Wahrnehmung. So verändert man die Art und Weise, die Dinge der sichtbaren Welt wahrzunehmen und zu beurteilen.

Es gibt unter anderem zwei interessante Möglichkeiten, mit der Energie des Dritten Auges in Kontakt zu treten: das Vorstellungsvermögen und die Fantasie. Während einer Visualisierung kann man sich viele

Dinge vorstellen, sie verändern und sie sich beliebig ausmalen. Es ist sogar so, dass man mit den Augen Dinge, die man sich gut vorstellen kann, auch klarer sieht. Wenn Sie etwas nicht genau sehen können, schließen Sie die Augen, und stellen Sie es sich vor. Sie werden sich wundern, wie viel deutlicher das Objekt danach in Erscheinung tritt. Hat man dies verstanden, dann öffnet sich auch das Bewusstsein. Man erkennt mehr Möglichkeiten, das Leben zu meistern.

Man sagt dann beispielsweise: »Diese Sache habe ich ganz intuitiv gemacht, ohne darüber nachzudenken.« Als Intuition bezeichnet man spontane Geistesblitze, wie entscheidende Ideen für neue Projekte oder Zukunftspläne. Manchmal ist man auch, ohne dass man es beabsichtigt, ein wenig hellsichtig. Das Telefon klingelt, und man weiß genau, wer anruft, noch bevor man den Hörer abgenommen hat. Man sagt dann: »Ich wusste, dass du dran sein würdest.«

Sie können die Intuition – das Sehen mit dem Dritten Auge – üben und vermehrt in Ihr Leben integrieren. Wenn Sie die Augen schließen und innerlich den Blick leicht und locker nach oben, wenden auf einen Punkt zwischen den Augenbrauen, dann können Sie das Dritte Auge aktivieren. In diesem Bereich liegt auch die Hirnanhangsdrüse, die Hypophyse, die fast das gesamte menschliche Drüsensystem steuert. Sie wird auch als »Meisterdrüse« bezeichnet, was in diesem Zusammenhang für harmonisieren und ausgleichen steht. Meistert man also das Hormonsystem durch Entspannung und Meditation, dann meistert man in übertragenem Sinne auch das Dritte Auge. Die Intuition entwickelt sich leichter, wenn man immer wieder bereit ist, loszulassen und die Dinge aus einer anderen Perspektive zu sehen.

Man geht beispielsweise eine Straße entlang. Diesen Weg hat der Verstand gewählt, weil er vielleicht der kürzeste ist. Die Intuition hält nun eine andere Idee bereit, und man schlägt eine völlig andere Richtung ein. Man folgt der Intuition und trifft vielleicht einen Freund, den man eine lange Zeit nicht gesehen hat.

Wenn man anfängt, der Intuition zu folgen und die positiven Auswirkungen dieses Handelns zu spüren, dann ist man langfristig auch bereit, die Intuition als einen wichtigen Teil der Persönlichkeit anzunehmen.

Wenn Ihnen dieser Weg noch zu unwirklich erscheint und Sie sagen: »Darauf pfeif ich«, dann machen Sie es schon richtig, denn Pfeifen erzeugt einen speziellen Druck, der die Hirnanhangsdrüse und somit die Intuition beeinflusst. Das fröhliche Pfeifen regt auch die Augen an, fördert ihre Durchblutung und führt zu einer klaren Sicht.

Nehmen Sie sich jeden Tag ein wenig Zeit für das innere Sehen. Schließen Sie die Augen, schauen Sie nach innen, und konzentrieren Sie sich dabei auf das Dritte Auge. Dort finden Sie Ihr inneres Licht. Es ist Ihre Seele, die immer leuchtet und sich darauf freut, dass Sie sich ihr zuwenden. Lassen Sie sich dafür drei bis fünf Minuten Zeit. Genießen Sie diesen wunderbaren Zustand. Sie werden erleben, wie Sie nach dem Öffnen der Augen Ihre Umgebung in veränderten Farben und Formen und mit neuen Augen erkennen.

Sie sehen mit dem Dritten Auge tatsächlich besser, denn Ihre innere Sichtweise bestimmt auch Ihre äußere Realität. Auch zahlreiche Redensarten verdeutlichen dies. Uns »geht ein Licht auf«, oder man spricht ja sogar vom »Augenlicht«. Die Augen leuchten, wenn man sich freut und glücklich ist. Großes Glück kann man erfahren, wenn man sich nach innen wendet und die Bedeutung und die Schönheit des eigenen Wesens erkennt und empfindet. Lassen Sie Ihr inneres Licht durch Ihre äußeren Augen strahlen!

Adrenalin
Das Stresshormon, das von den Nebennieren produziert wird, steigert unter anderem den Blutdruck.

Akkomodation
Dieser Fachbegriff bezeichnet die Einstellung des Auges auf unterschiedliche Entfernungen, die Nah- und die Fernsicht.

Alterssichtigkeit
Die Verminderung der Sehfähigkeit durch altersbedingte Erschlaffung der Augenmuskulatur. Das Auge ist nicht mehr in der Lage, nahe Objekte deutlich zu sehen. Objekte in der Entfernung werden dagegen scharf wahrgenommen.

Argus
Eine griechische Sagengestalt, der »Alleseher«. Der Riese besaß zahlreiche Augen und konnte so in alle Richtungen schauen.

Augenmuskeln
Kleine Muskeln, die um das Auge herumliegen. Sie sind verantwortlich für die Bewegung des Auges in die unterschiedlichen Richtungen.

Chakra

Wörtlich: das Rad. Es bezeichnet Energiezentren im feinstofflichen Körper des Menschen. Die sieben Haupt-Chakren sind mit den endokrinen Drüsen und bestimmten Gefühlszuständen verbunden.

Drittes Auge

Eine Bezeichnung des sechsten Chakra, des energetischen Zentrums hinter der Mitte der Stirn. Es steht in Verbindung mit der Hirnanhangsdrüse und der Intuition.

Dr. William Horatio Bates

Dr. Bates war ein amerikanischer Augenarzt, der um 1920 das Augentraining entwickelte.

Freie Radikale

Aggressive Substanzen, die Körperzellen schädigen können. Sie entstehen beispielsweise beim menschlichen Stoffwechsel oder in der Umwelt.

Fovea centralis

Der medizinische Fachbegriff für die »Sehgrube«, den Bereich auf der Netzhaut mit der größten Sehschärfe.

Fusion

Verbindung der Bilder, die von jedem einzelnen Auge

geliefert werden, zu einem Gesamtbild. Dieser Vorgang geschieht im Gehirn.

Grauer Star
Die Eintrübung der Linse, dies führt zu Fehlsichtigkeit.

Grüner Star
Die Erhöhung des Augeninnendrucks, dies führt zur Schädigung von Sehnerv und Netzhaut. Grüner Star kann in einer vollständigen Erblindung enden.

Hypophyse
Die Hirnanhangsdrüse, auch »Meisterdrüse« genannt, steuert die Vorgänge fast aller Drüsen innerhalb des Körpers. Sie ist zudem der Sitz des Dritten Auges und steht in Verbindung mit der Intuition.

Kamelritt
Eine Grundübung im Yoga, welche die Wirbelsäule kräftigt und die Haltung verbessert.

Kurzsichtigkeit
Eine Form der Fehlsichtigkeit. Die Lichtstrahlen werden durch die Linse so gebrochen, dass das Bild vor der Netzhaut entsteht. Weiter entfernte Objekte werden unscharf wahrgenommen.

Langer, tiefer Atem
Eine häufig angewandte Atemform beim Yoga, bei der
man langsam und ruhig bis tief in den Bauch einatmet
und wieder ausatmet. Sie bewirkt Entspannung und
Reinigung.

Meditation
Übungen zur Konzentration beziehungsweise Samm-
lung des Geistes, das Nachsinnen und Betrachten. Der
Meditierende wird eins mit sich und der Schöpfung.
Meditieren führt zur Erkenntnis des wahren Selbst.

Palmieren
Eine Entspannungsübung für die Augen, bei der die
Hände über die Augen gelegt werden.

Parasympathikus
Ein Teil des vegetativen Nervensystems und der Gegen-
spieler des Sympathikus. Er dient der Energiespeicherung,
der Erholung des Organismus und dem Aufbau.

Stäbchen
Sehzellen im Auge, die das Hell- und Dunkel-Sehen
regulieren.

Sympathikus
Ein Teil des vegetativen Nervensystems und Gegen-

spieler des Parasympathikus. Er dient der Mobilisierung von Energie. Er versetzt den Körper ohne Beeinflussung durch den Menschen in Zustände mit einer gesteigerten Leistung, wie beispielsweise Stress, Kampf und Flucht.

Synapse
Die Schaltstelle zwischen Nervenzellen, die elektrische Impulse weiterleitet.

Vegetatives Nervensystem
Es regelt die unbewussten Organfunktionen und besteht aus Sympathikus, Parasympathikus und enterischem Nervensystem.

Weitsichtigkeit
Eine Form der Fehlsichtigkeit. Hierbei entsteht das Bild hinter der Netzhaut, und nahe Objekte werden unscharf und entfernte Objekte scharf gesehen.

Yoga
Das Sanskritwort kann im Sinne von Vereinigung verstanden werden. Die Lehre zur Verbindung des individuellen Bewusstseins mit dem universellen Bewusstsein.

Yogi Bhajan
Meister des Kundalini-Yoga, der 1929 geboren wurde und 2004 verstarb. Er lehrte seit 1968 im Westen, lebte hauptsächlich in Los Angeles und unterrichtete Kundalini-Yoga in den USA und Europa.

Zapfen
Sehzellen im Auge, die für die Farbwahrnehmung zuständig sind.

Zentriertes Sehen
Zustand, bei dem der größte Teil der Lichtstrahlen in die Sehgrube fällt. Er führt zu Momenten völlig klarer Wahrnehmung und intensiven Sehens.

Ziliarmuskeln
Kleine Muskelfasern, welche die Form der Linse verändern. Mit ihrer Hilfe stellt sich das Auge auf die Fern- oder die Nahsicht ein.

Bibliografie

Verschiedene Broschüren der 3H-Organisation Deutschland e.V. Verein zur Förderung des Menschen durch Yoga. Weitere Informationen finden Sie unter: http://www.3ho.de/

Dahlke, Rüdiger: Krankheit als Symbol. 7., überarbeitete und erweiterte Aufl. München. 2000.

Faller, Adolf; Schünke, Michael (Bearb.): Der Körper des Menschen. 14., komplett überarbeitete und neu gestaltete Auflage. Stuttgart, New York. 2004.

Goethe, Johann Wolfgang von: Einleitung zur Farbenlehre. URL: http://www.wissen-im-netz. info/literatur/goethe/farbenlehre/1-einleitung.htm (13.03.2008).

Goodrich, Janet; Schmidt, Michaela (Bearb.): Natürlich besser sehen. Freiburg im Breisgau. 1986.

Artikel „Gutes Sehen macht schlau" In: BIO. Das Magazin für die Gesundheit von Körper, Geist und Seele. Ausgabe 1/2006, S. 6.

Hirscher, Petra: Heilen und Kochen mit Hildegard von Bingen. Naturheilkunde aus dem Kloster. München. 2004.

Kaplan, Robert-Michael: Bewusstes Sehen. Verwandle dein Leben durch deine Augen. München. 2005.

Markert, Christopher: Ohne Brille besser leben: Korrektur von Sehfehlern durch modernes Augentraining. Freiburg im Breisgau. 1981.

Scholl, Lisette: Das Augenübungsbuch: Besser sehen ohne Brille – eine ganzheitliche Therapie. Reinbek bei Hamburg. 1985.

Uyldert, Mellie: Verborgene Kräfte der Edelsteine. München. 1983.

Wesselhöft, Thomas: Kundalini-Yoga – Eins werden mit sich und der Welt. Wiesbaden. 2003.

Zimmer, Heinrich Robert; Heyer-Grote, Lucy (Hrsg.): Philosophie und Religion Indiens. 8. Aufl. Frankfurt/Main. 1994.

Zittlau, Jörg; Kriegisch, Norbert: Das große Buch der gesunden Ernährung: die besten Lebensmittel für Gesundheit, Vitalität, Fitness und Schönheit. München. 1997.

Kontaktadresse des Autors

Thomas Wesselhöft
Nerostraße 38
65193 Wiesbaden
Tel./Fax: 0611 – 44 38 32
E-Mail: thomas_wesselhoeft@online.de

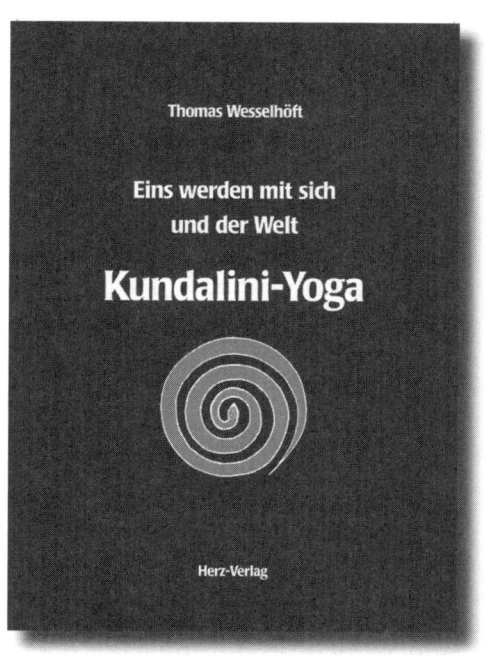

Thomas Wesselhöft
Kundalini-Yoga
Eins werden mit sich und der Welt

Herz-Verlag
ISBN: 978-3-9801827-8-2
Einband: Spiralbindung
Preisinfo: 19,00 Euro
Umfang: 136 S., 140 Schwarz-Weiß-Fotos
Größe: 17 x 24 cm
Erschienen: 3. Auflage 2007

Kundalini-Yoga
Eins werden mit sich und der Welt

Thomas Wesselhöft

Ungeahnte Möglichkeiten, verborgene Stärken – ... sie zu erkennen und das eigene Bewusstsein zu erweitern, ist das Ziel des Kundalini-Yoga. Zu seinem ganzheitlichen Konzept gehören neben Körper-, Atem- und Meditationsübungen auch spezielle Richtlinien für eine gesunde Ernährung, für eine positive Lebensweise und für einen kreativen Umgang mit den Herausforderungen des Alltags.

Mit diesem Gesundheits-Ratgeber lernen sie einfach und schnell die Grundlagen der Yogapraxis. Sie können aus über 100 Übungen und Meditationen die für Ihre Bedürfnisse passenden auswählen. So finden Sie den Weg zu mehr Vitalität, Ausstrahlung, innerer Ruhe und Gelassenheit.

Diese sehr wirksamen und dynamischen Yoga-Übungen werden sie inspirieren, Ihre Gesundheit zu verbessern und Ihren Geist fit und aktiv zu halten. Gleichzeitig können Sie durch die Meditationen jede Herausforderung in Ihrem Leben meistern.

Dieses Übungsbuch zur Verbesserung der Sehfähigkeit vereint die positiven Wirkungen von Yoga auf die Wirbelsäule und das Nervensystem mit den großartigen Effekten des Augentrainings auf die Wahrnehmung und Sehkraft. Sie finden praktische Trainingsmethoden für die Augen, die durch Yogaübungen unterstützt werden können. Hilfreiche Tipps und Anregungen zur Ernährung, über den Zusammenhang von Fehlsichtigkeit mit der Psyche sowie Meditationen komplettieren das Buch, das ohne Vorkenntnisse angewendet werden kann.

THOMAS WESSELHÖFT, Jahrgang 1955, arbeitet seit 1980 als Heilpraktiker, Ernährungsberater, Yogalehrer und Ausbildungsleiter im Berufsverband der Kundalini-Yogalehrer in Deutschland (3HO) und unterrichtet in vielen Städten Deutschlands. Auch im Business-Bereich leitet der Autor Yogakurse. Zudem veröffentlichte er bereits verschiedene Bücher über Partnerschaft und Ehe sowie über Kundalini-Yoga.

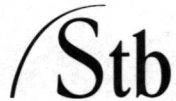

Ebenso erschienen im /Stb

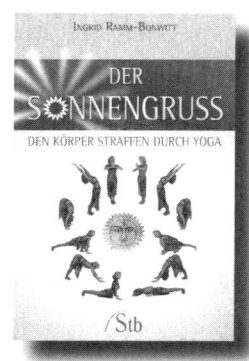

348 Seiten
ISBN 978-3-89767-506-3

Ingrid Ramm-Bonwitt

Der Sonnengruß
Den Körper straffen durch Yoga

SURYA NAMASKAR, der Sonnengruß, ein Übungszyklus von zwölf ineinander übergehenden Bewegungen, gehört mit Sicherheit zu den ältesten Übungsriten im Yoga. Wesentlich am Sonnengruß ist die starke Verbindung zwischen körperlicher und geistiger Übung. Surya Namaskar kann dem Übenden die Wechselwirkung zwischen seinem Körper und den Vorgängen in seinem Geist bewusst machen.

---

420 Seiten
ISBN 978-3-89767-549-0

Ingrid Ramm-Bonwitt

Mit Yoga durch die Wechseljahre

Da Frauen in den Wechseljahren stärker als sonst physischen und psychischen Belastungen ausgesetzt sind, kann Yoga in dieser Umstellungsphase ein guter Wegbegleiter sein. Die hier vorgestellten Yoga-Stellungen und die mit ihnen verbundenen Atemübungen stärken nicht nur das Hormondrüsensystem, sondern vermitteln auch Energie und Lebensfreude. Bei Stimmungsschwankungen, unter denen viele Frauen in dieser Lebensphase leiden, hilft die yogische Entspannungstechnik (Yoga-Nidra). Dadurch wird die Möglichkeit gegeben, negativen Stress zu reduzieren, Ängste abzubauen, Schlaf- und Konzentrationsstörungen zu beheben. Jede Frau, die sich auf den Yoga-Weg einlässt, wird einen subtilen Wechsel in ihrer Lebenseinstellung bemerken.

Ebenso erschienen im 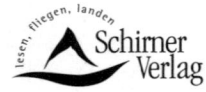 lesen, fliegen, landen **Schirner** Verlag

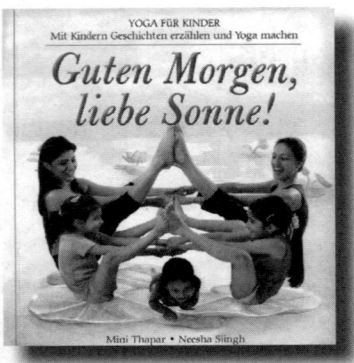

128 Seiten
ISBN 978-3-89767-237-6

Mini Thapar • Neesha Siingh
Guten Morgen, liebe Sonne!

Wussten Sie, dass Sie Ihren Kindern Yoga ganz einfach mithilfe von Geschichten beibringen können, und dass Ihre Kinder stärker, aufgeweckter, zugleich aber ruhiger und konzentrierter werden, wenn sie Yoga machen?

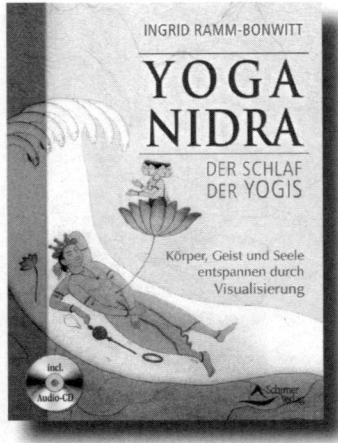

382 Seiten
ISBN 978-3-89767-300-7

Ingrid Ramm-Bonwitt
Yoga-Nidra
Der Schlaf der Yogis

Das Buch führt über die Geschichte des Yoga-Nidra, des »schlaflosen Schlafs«, die Einflüsse von Raja-Yoga und Tantrismus zur Praxis in Form von Übungen. Die Brücke zur westlichen Psychotherapie ist dabei unverkennbar: Der Weg zur Entwicklung der Ganzheit – der Individuationsprozess – wird zur echten Selbstfindung. Der praktische Teil widmet sich der Umsetzung des theoretischen Verständnisses und liefert konkrete Anleitungen zur Anwendung der zuvor einzeln aufgeführten Wege und Ziele unter Einbeziehung der Chakras.